大型医疗设备用房建设项目全过程工程咨询管理指南

主编单位/城市建设技术集团（浙江）有限公司

主　编/刘永军　厉天数　蔡利平　叶建澳　朱红洲　毛秀明
副主编/鲁　嘉　王岳锋　陈　戎　徐霞泽　何升裕　许柠柠　李卫忠

中国建筑工业出版社

图书在版编目（CIP）数据

大型医疗设备用房建设项目全过程工程咨询管理指南 / 刘永军等主编 ；鲁嘉等副主编. -- 北京 ：中国建筑工业出版社, 2024. 12. -- ISBN 978-7-112-30705-0

Ⅰ. R197.32-62

中国国家版本馆 CIP 数据核字第 2025VH2052 号

责任编辑：李　璇
文字编辑：王子晗
责任校对：赵　菲

大型医疗设备用房建设项目全过程工程咨询管理指南

主编单位/城市建设技术集团（浙江）有限公司
主　编/刘永军　厉天数　蔡利平　叶建澳　朱红洲　毛秀明
副主编/鲁　嘉　王岳锋　陈　戎　徐霞泽　何升裕　许柠柠　李卫忠

*

中国建筑工业出版社出版、发行（北京海淀三里河路 9 号）
各地新华书店、建筑书店经销
国排高科（北京）人工智能科技有限公司制版
廊坊市海涛印刷有限公司印刷

*

开本：787 毫米 × 1092 毫米　1/16　印张：13½　字数：260 千字
2024 年 12 月第一版　2024 年 12 月第一次印刷
定价：**58.00** 元
ISBN 978-7-112-30705-0
（43869）

如有内容及印装质量问题，请与本社读者服务中心联系
电话：（010）58337283　　QQ：2885381756
（地址：北京海淀三里河路 9 号中国建筑工业出版社 604 室　邮政编码：100037）

本书编委会

前　言

近年来，随着医疗卫生事业的不断发展，我国已进入现代医院发展时期，各地医院都在积极改造既有建筑或兴建新型现代医疗建筑。但医疗建设项目作为最复杂的公共建筑之一，因其特有的跨学科、专业多、复杂性、系统性以及特殊性等特点，导致医疗建设项目在全过程建设管理中面临极大的挑战与困难。同时，现代医院功能、医疗技术的不断迭代更新与服务理念变化推进了大量高科技新型医疗设备的产生与应用，为现代医学发展提供了重要的物资基础与引擎动力，在提升诊疗质量与服务水平、保障医疗安全、提升医疗效率等方面发挥了极为重要的作用，也对建筑技术与管控水平的发展提出新的要求。

由于大型医疗设备本身具有价值昂贵、结构精密、使用环境要求严苛等特点，因此对机房设计、建设与维护均有复杂、特殊的技术要求，须遵循严格的标准，建造功能合理、品质可控的机房，确保医疗设备安全、稳定和高效地运行。同时，大型医疗设备机房是多学科、多专业协同的复杂系统工程，牵涉众多专业技术和严格的法规标准，其中包括特殊安装条件、辐射防护、建筑结构、电气与机械系统配置、消防安防等方面，在具体建设实施过程中存在较多尚需完善的问题。因此，基于项目全生命周期，做好大型医疗设备机房建造工作的全过程管控具有极为重要的意义。

开展全过程工程咨询管控在大型医疗设备机房建设中起到了战略指导、技术保障、管理优化等关键作用，是确保医院建设项目成功实施、提升医疗服务质量与效率的重要手段。本书以医院建设项目全过程工程咨询服务的管控要点为线索，详细解析了大型医疗设备用房在前期策划、报批咨询管理、设计咨询管理、招标合约咨询、施工管理等各阶段的管控重点，旨在基于项目全生命周期为大型医疗设备用房的建设提供全方位、精细化的管控策略。同时，本书以重点医院建设项目为研究载体，围绕直线加速器、核磁共振设备、高压氧舱、回旋加速器、硼中子设备等典型重点医疗设备的机房建设，开展了工程案例分析，基于医疗设备用房的报批、设计与施工管控等方面，总结了大型医疗设备用房全过程工程咨询管控的重难点，并提炼出科学合理的对策措施与有价值的经验结论，帮助医院建设项目管理者有效规避风险，并为后续医院工程项目建设提供有力支撑与经验参考，对推动大型医疗设备用房全过程工程咨询管控与建设水准提升，以及针对协同匹配医院科技发展的整体建设提供差异化咨询服务都具有积极意义。

本书由城市建设技术集团（浙江）有限公司编著，适合从事医院工程全过程工程咨询、设计、施工、监理、招标代理等技术与管理人员使用，是公司“医院建设项目全过程工程咨询实践与案例丛书”之一。城建技术集团始终坚持“技术创造价值”的理念，不断深化大型医院建设项目全过程工程咨询领域的研究与实践，致力于将医院建设经验转化为推动行业进步的动力。本书在编写过程中，参考了相关文献，得到了有关领导、案例项目业主与参建各方的关心指导与大力支持，在此表示诚挚的谢意。

限于编写者水平，书中尚存在不完善和有待商榷之处，敬请读者批评指正，并多提宝贵意见，以期能在医学领域新技术大爆发、高精尖大型医疗设备不断涌现的新时代，立足创新，紧跟医院科技发展需求，共同推进大型医院建设项目全过程工程咨询管控模式的升级与建筑技术水平的发展。

目　录

第1章　概述

1.1　医院建设项目的特点与分类

1.1.1　医院建设项目特点

医院建设项目是建筑功能最为复杂的工程项目类型之一，社会影响力大、重要性强、关注度高。不同于一般民用建筑项目，其涉及建筑学、护理学、卫生学、临床医学和工程学，与各种现代高新技术相互渗透结合，具有多专业、多系统、功能要求复杂、规制性强、需求变化多等特点，其主要特点如下：

1. 功能复杂、专业性强

医院建筑功能用房一般包括门诊、急诊、医技、病房、行政、后勤保障、院内生活、科研、教学等；不同功能区域用房对土建、装饰、安装工程的要求与其他公共建筑有很大差异，其建设内容不仅涉及普通公共建筑所共有的建筑、结构、给水排水、强弱电、通风空调、幕墙、室内外装饰以及市政、景观等专业，还涉及一般公共建筑所不具有的诸如医疗洁净工程、辐射防护工程、医用气体系统、物流传输系统和实验室工艺系统等医疗专项工程，以及医用直线加速器（LA）、核磁共振成像（MRI）、电子计算机断层扫描（CT）、正电子发射断层与计算机断层融合成像（PET-CT）、正电子发射断层与磁共振融合成像（PET-MR）、数字减影血管照影（DSA）等大型医疗设备安装，以及医疗工艺流线的组织和科室的布置等，涵盖建筑、医疗、生物、理化等多个专业学科。基于医院项目全生命周期的全过程工程咨询视角出发，医院建设项目包括前期策划、设计、招采、建造、检测调试、运维等多个管理阶段，需要具备集成建筑管理、医疗工艺流程与医疗专项等多领域专业知识的复合型管理人才。

2. 多专业集成协同、技术要求高

医院建筑是一个复杂的多专业集成系统，需要建筑、医疗工艺、结构、机电、人防工程、医用专项工程、装饰、景观、绿色建筑等多专业、多工种上下游协同工作，专业化程度高，系统配置复杂，分包项目多，相互间的工作界面划分较难，技术要求高。

3. 医疗专项复杂、管理难度大

医院建设项目包含的医疗专项系统就高达十多项，例如洁净系统、医用气体、物流传输、放射防护、污水处理等，每个医疗专项功能复杂、相关设备众多、交付标准各异，且都有专业的设计施工队伍，与建筑主体的装饰装修、机电安装等工程交叉施工，工作界面划分极为复杂，现场管理难度大，且后期系统调试、交付验收标准高。如未能达标且及时投入使用将影响整个医院的交付运营。对此，需采取针对性措施以保证最终交付质量。

4. 使用功能特殊、医疗设备多

医院建设项目使用功能特殊、医疗设备多，对建筑防护、屏蔽、结构降板、荷载、水电及暖通空调要求高。例如土建涉及重荷载要求，重型和重要尺度的医疗设备自重、安装口及通道预留要求，楼地面降板要求，设备管道穿墙洞口预留要求等；医用气体涉及对管道的材质、管井、管路的分布、管径大小等要求；洁净室涉及对冷热源、新风净化处理、气流组织、通风等净化空调系统的要求，对装饰装修材料的选用要求，对热泵机组、空调装置、净化风机盘管的机电设备选用等要求。

5. 设计管理难度大，面临巨大挑战

医院建设项目设计需求匹配难度大，与其他民用建筑相比，医院建设项目专业性极强，专项设计与学科交叉多，在设计时需考虑众多复杂因素，其设计不仅要符合基本的建筑、结构、水、暖、电等规范性要求及限额设计要求，还要符合医院诸多相关医疗专业规律与流程，包括复杂的医院功能、医院工艺流线、智能化系统、医疗相关设备、医院专项系统和运行系统等要求；同时，在医院建设项目中，参与单位众多，包括建设单位、使用单位、施工单位和设计单位、医疗流程咨询单位、造价咨询单位、审图单位等，容易造成沟通流程长，系统耗散大，协同难度大，成果稳定难等问题。同时，在设计阶段管理工作需考虑因素与配合工作非常多，包括报批、外配套、施工、材料、设备采购、建设需求、使用需求、招标工作的配合与搭接、投资限额管理等；此外，随着医疗技术迅猛发展，各类新型医疗设备与医院保障设备不断涌现，而以往所建医院已大多不能满足医疗设备更新换代的要求。例如层高较低，无法满足新设备管道吊顶需求；空间较小，无法满足设备安装所需空间要求，以上这些因素都给设计管理带来巨大挑战。

6. 需求变化与设计变更多，对工期投资影响较大

医院建设项目涉及诊疗技术、装备技术、工程技术、信息技术和人文美学的交叉融合，具有跨专业的复杂性，对各部分协同工作要求高；相关政策、标准和规范在不断调整，医患需求在不断变化，诊疗技术、建筑技术和信息技术在不断发展，使得医疗设施、医疗工

艺等也在不断变化。因此，医疗行业的特殊性及医疗建筑专用性特征使得项目难免会产生一些需求变化以及设计变更。

1.1.2　医院建设项目的分类

1. 按专业性质分类

1）综合医院

综合医院指设有一定数量的病床，划分内、外、妇、儿、中医、五官等专科，配备药剂、检验、放射等提供全科或主要综合科目医疗服务的医疗机构。综合医院具有多专科性的优势，可以有效实现现代医学所要求的对患者进行多专科协作诊疗功能，是目前我国各类医院的主体，占我国医院总数的 80%。

2）专科医院

专科医院指为诊疗某些特种疾病而设立的单科性医疗机构。主要包括：传染病医院、精神病医院、结核病医院、麻风病医院、职业病医院、儿童医院、妇幼保健院肿瘤医院、口腔医院、眼耳鼻喉科医院、胸科医院、骨科医院、中医医院等 10 多种。其中，中医医院和儿童医院，因具有较完全的分科，也可以视为特殊类型的综合医院。

3）教学医院

教学医院是为病人提供治疗，同时结合医学生和护理学生教学工作的医院。教学医院可以是综合医院，也可以是专科医院。教学医院通常是医科大学、医学院或综合性大学医学院的附属医院。

2. 按床位规模和所提供的服务质量分类

根据《医院分级管理标准》，我国现行医院依据其医疗功能、设施、技术实力、管理水平等进行考评，共分三级十等。从低到高分为一、二、三级，每级再划分甲、乙、丙三等，其中三级医院增设特等。

一、二、三级医院的划定、布局与设置，要由区域（即市县的行政区划）卫生主管部门根据人群的医疗卫生服务需求统一规划而决定。医院的级别应相对稳定，以保持三级医疗预防体系的完整和合理运行。

医院分等的标准和指标，主要包括：

（1）医院的规模，包括床位设置、建筑、人员配备、科室设置 4 方面的要求和指标。

（2）医院技术水平，即与医院级别相应的技术水平，在标准中按科室提出要求与指标。

（3）医疗设备。

（4）医院的管理水平，包括院长的素质、人事管理、信息管理、现代管理技术、医院感染控制、资源利用、经济效益7方面的要求与指标。

（5）医院质量，包括诊断质量、治疗质量、护理质量、工作质量、综合质量5方面的要求与指标。

我国现行的医院分等标准，主要是以各级甲等医院为标杆制定的。甲等医院的标准为现行或今后3～5年内能够达到国家、医院管理学和卫生学有关要求的标准，既是同级医院中的先进医院标准，也是今后建设新的医院标准。

一级医院指提供社区医疗、预防、康复、保健等综合服务的初级卫生保健机构，例如社会医疗服务中心、卫生院等，提供床位一般为20～100张。

二级医院指跨多社区的地区性质医疗卫生服务中心，例如县级医院、城市级医院等，提供床位一般在100～499张。

三级医院指跨地区、省、市以及向全国范围提供医疗卫生服务的医院，是具有全面医疗、教学、科研能力的医疗预防技术中心。其主要功能是提供专科（包括特殊专科）的医疗服务，解决危重疑难病症，接受二级转诊，对下级医院进行业务技术指导和培训人才；完成培养各种高级医疗专业人才的教学和承担省以上科研项目的任务；参与和指导一、二级预防工作。住院床位在500张以上（专科三级医院则在300张以上）。

在民营（社会资本）投资的医疗机构中，尚存在一些以专科疾病为核心的专科专病医院，例如糖尿病医院、骨关节病医院以及以健康护理为目标的月子中心、康复护理中心等。

3. 按服务对象划分

有军队医院、企业医院等，有其特定服务对象。

4. 按所有制划分

有全民所有制、集体所有制、个体所有制和中外合资医院等。

5. 按医疗机构分类管理要求划分

有非营利性医疗机构和营利性医疗机构。非营利性医疗机构在医疗服务体系中占主导和主体地位。

6. 按地区划分

有城市医院和农村医院。

在不同属性的分类中，每种类型的医院都有各自不同的发展定位、特色学科、优势学科以及服务人群。因此在医院建设项目全过程工程咨询服务中，不仅要了解医院建筑的基本特点，还要了解不同医院的特殊需求，以便提供更专业的服务。

1.2　医院建设项目的发展趋势

医院建设项目由于自身的复杂性、专业性等因素，不同于一般民用建筑，其涉及专业广泛，建筑功能复杂。随着医疗科技和医疗服务理念的不断发展进步，现代医院的发展趋势是成为集医疗、教学、科研等多功能于一体的医学中心。现代医院的功能、医疗技术和医疗服务理念变化对医院建设的发展提出了新的要求。医院功能的复杂化、专业化、信息化是目前大型综合医院的主要发展方向。由于医疗技术设备的更新和进步，使智能化和覆盖全球的医疗信息网络在医疗建筑中占有越来越重要的地位，为患者创造人性化的整体医疗环境的医疗服务理念也融入了现代医院建设项目中。不仅如此，为满足社会可持续发展的需要，绿色医疗建筑同样也是现代医疗建筑发展的大势所趋，其要求与环境和谐共生，最大程度地减少污染、节约资源，逐渐降低对电梯、空调等耗能设备的依赖。现代医疗建筑的基本要求是医疗现代化、病房家庭化、环境园林化、建筑智能化。

1.2.1　医疗现代化

随着医学技术的发展理念变化，现代医疗设备的种类和数量不断增多，其设备大体上可以分为 3 类。第 1 类为普通楼宇设备，此类设备与一般民用建筑项目中的设备相差不大，例如给水排水、供配电、通风空调、火警消防、电梯电话等设备。第 2 类为建筑医疗设备，此类设备是同病房建筑同步设计、安装、调试的医疗设备，例如医用直线加速器、核磁共振、高压氧舱、中心供氧、中心吸引，压缩空气、麻醉气体的供应及回收，中心对讲、中心监视、示范教学以及层流病房、洁净手术部、医疗信息处理网络等设备。建筑医疗设备使用周期长，更新困难，因此在设计和施工中，通常采用先进技术。第 3 类为病房医疗设备，例如监护设备、急救设备、小型治疗设备和检查设备。医院建设项目在设计中必须提供充分的建筑医疗设备，为医疗现代化奠定基础。

1.2.2　病房家庭化

病房家庭化可以提高治疗效果，增加患者的亲切感，缓解患者的紧张情绪。在空间有限的病房内，实现家庭化的要求也增加了病房的复杂性。医院建筑内的病房一般都设有空调、卫生间、电视等常用设备，每位病人床头均安装有设备带，内设有中心供氧、中心吸引、电话、对讲和收听耳机、电灯开关。危重病房、涉外病房内设备更多。实现病房家庭化，也必须依靠建筑智能化来进行管理。

1.2.3 环境园林化

人与自然和谐相处，是人类迈向21世纪的主题，对于久居城市的现代人，园林已成为重返大自然的捷径，良好的自然环境为就医的患者提供了一个良好的休息环境和视觉环境，有利于增强治疗效果，帮助患者更快康复。环境设计的概念，不再局限于传统的亭台楼阁、植树种草，还涵盖空间灯光、室外导示等多方面内容，要切合国情，传承历史，把绿化美化赋予园林之中，使园林建设成为医疗建筑的辅助环境。

1.2.4 建筑智能化

医疗现代化、建筑智能化、病房家庭化、环境园林化的核心是建筑智能化。没有建筑智能化，就难以实现医疗现代化和病房家庭化。建筑智能化是将传统建筑技术与计算机技术、自动化技术、网络与通信技术等目前较为先进的信息技术相结合，建造一种舒适、高效的节能环境，为人们提高生产力创造条件，建筑智能化是综合经济实力的象征。建筑智能化的基础由办公自动化系统（OA）、通信自动化系统（CA）、楼宇设备自动化系统（BA）3 部分组成。由于医院病房具有人员密集、设备密集、信息密集等特点，导致管理难度上升，能源消耗高。因此现代化的高层医疗建筑病房逐渐向建筑智能化发展，这样不仅能够提高医疗护理质量、减轻医护人员劳动强度，还能改善患者就医环境、节约能源、降低医疗成本。

1.3 大型医用设备分类与配置原则

大型医用设备指使用技术复杂、资金投入量大、运行成本高、对医疗费用影响大且纳入目录管理的大型医疗器械。大型医用设备配置规划应当与地区经济和社会发展水平、医学科学技术进步以及人民群众健康的需求相适应，符合医疗卫生服务体系规划，促进区域医疗资源共享。大型医用设备配置应用管理体系的建设发展，能极大促进医院高质量发展。其中的重点是利用卫生技术评估提高设备科学化配置水平，建立健全国家宏观配置和医疗机构管理有机衔接的管理体系。切实研究影响大型医用设备配置的社会、经济、地理、卫生等因素，以解决“如何提高大型医用设备的配置和使用效率”“如何配置适宜的大型医用设备，以满足区域卫生健康要求”等问题为出发点，通过科学规划，提高管理水平，逐步完善大型医用设备的宏观决策思路，形成针对不同区域阶梯配置规划。

1.3.1　大型医用设备的分类

根据国家卫生健康委发布的大型医用设备配置许可管理目录，大型医用设备可分为甲类和乙类。

甲类大型医用设备由国家卫生健康委负责配置管理，是资金投入巨大，使用费用很高、技术要求特别严格的大型医疗器械，配置数量较少，一般按照省级或跨区域配置，其中包括以下设备：

（1）重离子质子放射治疗系统。

（2）高端放射治疗类设备［包括磁共振引导放射治疗系统、X 射线立体定向放射外科治疗系统（含 Cyberknife）］。

（3）首次配置的单台（套）价格在 5000 万元人民币及以上的大型医疗器械。

乙类大型医用设备由省级卫生健康委负责配置管理，为资金投入大，使用费用和运行成本高，技术要求严格的大型医疗器械，一般按照省级及以下区域为规划配置单位，其中包括以下设备：

（1）管理目录中包括正电子发射型磁共振成像系统（PET-MR）。

（2）X 射线正电子发射断层扫描仪（PET-CT）。

（3）腹腔内窥镜手术系统。

（4）常规放射治疗类设备（包括医用直线加速器、螺旋断层放射治疗系统、伽马（γ）射线立体定向放射治疗系统）。

（5）首次配置的单台（套）价格在 3000 万～5000 万元人民币的大型医疗器械。

1.3.2　大型医用设备的配置原则

大型医用设备的配置需要合理规划，以满足配置结构科学、配置数量与医疗健康需求匹配、配置成本合理等要求，实现医疗健康服务供需平衡。大型医用设备配置的基本原则如下：

（1）问题导向原则。针对群众健康问题与需求、分级诊疗以及公立医院改革等医学专业和技术发展的问题，综合考虑科技进步与学科发展、当地经济与社会发展水平、人民群众医疗服务需求与承受能力等因素，统筹规划布局。

（2）阶梯配置原则。控制配置和发展常规医用设备，注重乙类大型医用设备的配置和使用成本效果、避免盲目、超前、重复装备，根据功能定位、医疗技术水平、学科发展和群众健康需求，合理配置适宜机型的大型医用设备。

（3）公平效率原则。在满足基本医疗卫生服务的需求、保障医疗服务的公平性和可行性的基础上，改善现存设备的利用，适度新增配置设备，提高设备的利用率，统筹、协调发展高精尖技术与保障基础医疗之间的关系。

（4）质量保障原则。科学合理规划设备配置，协调管理设备配置与专业技术人才队伍，提高设备使用质量和安全性；强化设备使用的事前、事中、事后监督，严格把握设备的使用条件，规范临床应用；防控技术风险，注重放射防护管理；加强对专业技术人员的培训考核，提高业务水平，保障患者合法权益。

（5）成本效益原则。根据医院和设备的功能定位、临床服务需求和阶梯配置的要求，合理配置适宜机型，提高资金使用效益和设备功能利用率，控制医疗成本。

1.4 大型医疗设备用房全过程工程咨询管理的研究意义

医疗设备的使用安全问题已成为一个亟须重视的问题，关系到医疗设备能否正常工作、能否保持最佳状态、能否发挥最大效益的大问题，其对病人和操作人员的生命安全、设备本身的使用寿命也有重要的意义。而建造合乎要求的机房是保证医疗设备正常运行的必备条件，对于大型医疗设备而言，显得尤为重要。由于大型医疗设备机房的设计、施工要求高，经费投入多，一旦建成，尤其是设备安装完成后出现问题，再对机房进行大规模的改动非常困难。例如核磁共振机房的电磁屏蔽层、直线加速器以及核医学设备的射线防护层等，一旦发生泄漏导致返工，往往损失巨大，甚至难以弥补，轻则影响设备的使用效果，重则造成人员损伤，后果严重。因此，基于项目全生命周期，做好大型医疗设备机房建造工作的全过程管控具有极为重要的意义，亟须针对大型医疗设备用房全过程工程咨询管控重难点与解决对策进行实践研究与经验总结。本书结合医院项目全过程工程咨询服务管控要点，总结归纳大型医疗设备用房在前期策划、报批咨询管理、设计咨询管理、招标合约咨询、施工管理等各阶段管控重点。同时，以重点医院建设项目为研究载体开展工程案例分析，基于典型大型医疗设备用房的报批、设计与施工管控等方面，总结设备用房全过程工程咨询管控的重难点和对策措施，提炼有价值的经验结论，为后续其他医院工程项目的建设提供有效的参考和借鉴。

第2章　医院建设全过程工程咨询服务

2.1　医院建设项目实施重难点分析

医院建设项目涉及专业与系统工程众多，专业性极强、工艺流程复杂且综合性强，众多的设备与系统工程交错施工给建设管理带来诸多困难，作为全过程工程咨询单位，应站在项目全生命周期的全局视角，重点解决业主关注的设计、招采、造价、进度、施工、验收等方面的管理问题。因此，医院项目全过程工程咨询面临较大挑战，亟待解决一系列重难点问题。

2.1.1　功能复杂，设计管理难

医院建设项目功能需求复杂且对专业技术要求较高。除了传统的建筑主体、装修、景观设计间应存在协调关系外，还有物流、医气、净化、纯水、污水等多个医疗专项以及幕墙、泛光、标识、厨房等多个非医疗专项，专项设计内容繁杂、技术专业性强。此外，在施工图设计阶段，有许多专项设计需要设备厂家或专业设计团队进行二次深化设计，例如手术室、供应室、重症监护室（ICU）等区域的净化专项设计，弱电智能化设计、防辐射工程设计、污水处理站工艺设计、中央厨房设计、检验中心设计等。专项设计内容应匹配专项工程招标要求，设计管理人员应对各专项设计的界面划分、设计效果、工艺、成本控制等提出较明确要求，以确保各专项设计在施工阶段可以匹配项目整体招标采购计划，并为专项工程招标和施工提供可靠的技术保障。因此，需建立一套系统科学的管理体系以保障上述专业间的配合。在项目实施过程中，因各专业间先后进行的程度与深度不一样，导致图纸耦合度差，给现场施工带来不便。由此导致项目实施的进度、概算不可控，设计工作的协调量极大。此外，医院建设项目设计管理中普遍存在“三多”问题，即方案调整多、施工变更多、竣工改造多，不仅极大增加了设计施工工作量，也给各方参建管理人员带来极大困扰，带来拆改返工等矛盾纠纷，进而制造了大量无效的协调工作，导致工期与投资大幅增加。因此，如何全面发挥全过程工程咨询单位的作用，充分协调整合主体设计与各专项设计，做到界面清晰，衔接有序，提前将问题解决在设计阶段前期，减少对后续工作

的负面影响是全过程咨询单位的管理难点问题。

2.1.2 影响因素多，进度控制难

医院建设项目是与社会民生息息相关的医疗公益建设项目，事关解决医疗资源缺乏和患者看病难等突出问题，尽可能缩短医院建设周期并控制好各阶段的施工进度意义重大。因此，医院建设项目往往在建设伊始就面临赶工需求。医院建设项目的进度控制关键线路较多，主体设计、专项设计、招采及医疗专项等影响进度的关键因素众多，导致进度管理控制难度很大；同时，医院建设项目包含专业工程多，要想实现整体进度目标，需要多专业有效协同，科学安排各专业间的穿插施工；此外，进度管控结果又与医院的运营效益息息相关，是业主现场管理的重点。因此，全过程工程咨询单位应协助业主，从进度计划策划、工作界面确立、决策机制建立、跟踪管控制度构建等多方面着手，做好全过程进度管控，确保按时完成进度目标，甚至是提前交付。

2.1.3 平行交叉作业多，施工安全管理难度大

医院建设项目是施工难度最大的民用建筑工程，医院建筑既具有普通公共建筑的共性，还具有医疗建筑的特性，涉及单栋医疗建筑多、结构空间大以及多专业联合施工。各分部分项工程施工进度流程须穿插紧密。大型施工现场包括深基坑工程、高支模、群塔作业、幕墙工程等超过一定规模的危险性较大的分部工程，以及包括脚手架、吊篮、卸料平台等危险性较大的分项工程，现场平行交叉作业多，安全风险源众多，施工安全管理难度大。此外，施工单位往往因过于关注进度而忽视加强风险管控，导致在施工期间因不重视风险管理而出现不规范的操作行为，对违规情况未能及时管理和制止，很容易发生安全事故。同时，难以创设安全的施工环境，加上人员安全意识淡薄，施工时疏于考虑自身安全，经常违规操作，容易留下安全隐患并增加施工风险。为确保安全管理目标实现，全过程工程咨询单位应协助业主加强施工现场安全管理控制，严格执行参建单位安全管理主体责任，确保安全管理体系有效运行。

2.1.4 不可预见因素多，投资控制难

由于医院建设项目具有功能复杂，系统设备繁多，选材要求高，施工工艺复杂，涉及的专业多样，专业化程度高，单方造价偏高等特点，各阶段投资控制的难度较大，潜在的投资控制风险就高，影响投资的不可预见因素也很多。尤其是医院建设常采用工程总承包

（EPC）建设模式，在其总包招标时往往仅进行了方案或初步设计，项目投资总额对应的工程量清单与后期施工图设计完成后的工程量清单可能会存在较大出入，或招标时仅以费率进行招标导致合同总价不明晰。而 EPC 总包单位因利益驱使常常会有“超概”设计的冲动，导致实际造价与招标控制价不符的情况，产生超概风险。此外，现阶段医院间竞争日趋激烈，在进行项目建设过程中存在一定攀比现象，使得医院建设项目的成本不断增加，导致“三超”，即概算超估算，预算超概算，决算超预算问题严重。因此，如何发挥全过程咨询单位的优势，协同整合工程参与各方的专长，使建设资金得到高效利用，保证项目按投资概算保质保量如期完工并投入使用，是需要不断探索的课题。

2.2　医院建设项目实施全过程工程咨询的必要性

2.2.1　整体协同

全过程工程咨询工作的重点是对目标进行整体化、原则化的管理及控制。明确的组织构架以及权责分工确保了各类事项均交由专业人员进行处理，提高了工作效率。相较于传统“碎片化”工程咨询模式（即针对单项事务进行咨询委托），全过程工程咨询在工程全生命周期内各阶段都发挥着相应作用，对整个项目的统筹管理效果明显。同时，在全过程工程咨询工作中，建立系统的管理体系是确保项目实施的重要手段。确保准确了解业主的项目需求，正确传达任务指令给参建单位，有利于协调、管理工作的进行。相较于传统的工程咨询模式，全过程工程咨询的管理体系可以更好的服务于项目整体，提高全工程项目的管理效率。

2.2.2　节省投资

医院建设项目功能复杂，多专业系统集成，对专业协同要求高，采用承包商单次招标模式能使其合同成本远低于传统模式下设计、造价、监理等参建单位多次发包的合同成本。此外，全过程咨询服务覆盖项目全过程，高度整合建设全过程各阶段服务内容，通过限额设计、优化设计和精细化管理等措施降低“三超”风险，提高投资收益，确保达到项目的投资目标。由于各项管理工作具有延续性，各阶段的管理信息得以有效传递，减少了重复的工作量，建设管理工作效率得以提高，更有利于实现全过程投资控制，避免传统项目管理模式因责任约束不力、建设管理不善、过程统筹不强等因素导致决策失误造成的资源极大浪费。

2.2.3 缩短投资

全过程工程咨询模式可大幅减少业主日常管理工作量和人力投入，减少信息盲区与孤岛，确保信息准确传达并优化管理界面；全过程工程咨询单位通过熟悉掌握项目建设全过程中相关报批报建流程及手续，可避免无效工作，在项目全过程中通过优化流程减少相关流转环节，节约大量的时间；可有效优化项目组织并简化合同关系，规避传统模式中冗长繁多的招标次数和期限，有效解决了设计、造价、招标、监理等相关单位责任分离过程中产生的问题，有利于加快工程进度。

2.2.4 降低风险

由于医院建设项目具有高度的专业性、系统性与集成性，作为五方责任主体，建设单位的责任风险加大，全过程工程咨询单位作为项目的主要参与方和负责方，势必要发挥全过程管理优势，通过强化管控减少甚至杜绝生产安全事故，从而较大程度降低或规避业主主体责任风险。同时，委托全过程工程咨询单位对医院建设项目进行管理可有效避免因众多管理关系伴生的廉洁风险，有利于规范建筑市场秩序，减少违法违规的行为。

2.2.5 提高品质

全过程工程咨询有助于促进投资咨询、设计、施工、监理等不同环节、不同专业的无缝衔接；有助于提前规避和弥补传统单一服务模式下易出现的管理漏洞和缺陷；能有效提升服务质量及项目品质。此外，在提供全过程工程咨询服务的同时，还能充分调动自身主动性、积极性和创造性，促进新技术、新工艺、新方法的推广和应用。

2.3 医院建设项目实施全过程工程咨询的服务内容

2.3.1 策划阶段管理

1. 前期策划

医院建设项目前期策划需要多专业系统性的工作集成，当前在我国并未形成独立行业，相关法律法规也未有相关资质规定。但结合医院建设项目本身的系统性与复杂性，承担策划的人员尤其是总策划人应是工程设计或咨询领域的经验丰富的技术人才，需要熟悉和了解国家及地方的法律法规和政策文件要求、基本的建设程序和医院建设标准，以及不同医院的特点和功能布局。前期策划主要包括以下几方面内容：

1）医疗策划

医疗策划是在建筑策划的基础上，针对医院建筑功能的特殊性和复杂性，结合医疗建筑所处的经济模式、政治制度、社会环境与文化背景，发展形成的新体系，包含了医学、经济学与建筑学等方面内容。医疗策划是在项目建议书编制前开展，应依据规范、标准、运营模式进行，是医院建设的最高纲领和思路，主要包括以下内容：

（1）医疗理念（非营利性、营利性、基本、高端、特需）。

（2）医院定位及医疗规模（床位数、门诊量、急诊量，各科、各部门规模）。

（3）功能与部门设置（科室功能单元类型与数量）。

（4）医疗流程策划（一级流程、二级流程）。

（5）医疗单元、房间内部空间策划（三级流程）。

2）运营策划

医院是一个庞大的系统，其运营管理涉及人员管理、财务管理、设备管理、信息管理、服务管理等诸多方面。有效的运营策划是医院可持续发展的关键，运营策划一般与医疗策划同步开展。运营模式影响着医疗策划，运营策划应涵盖运营所要求的功能，包括内容、指标、空间、流程及布点等。

对于老医院改扩建与迁址新建，策划应在新规模前提下，延续并结合医院现有模式进行优化改进。主要包括以下内容：

（1）市场分析、战略研究。

（2）服务对象、服务内容。

（3）医院总体及各科、各部门内部运营模式。

（4）不同运营模式下投入产出效益分析。

（5）分期运营步骤。

（6）案例研究、比较和借鉴。

3）建设策划

建设策划应围绕实现医疗策划和运营策划的目标，提出有关建设的纲领性方案。其宜在开始做项目可行性研究、已获得建设用地、有土地使用条件、已有（或尚无）规划设计指标时进行。主要包括以下内容：

（1）建设标准与定位。

（2）建设内容与规模。

（3）初步建设方案、主要技术指标。

（4）分期建设内容与步骤。

（5）投资控制原则。

（6）建设序安排。

（7）建设管理要点。

4）建筑策划

医院建筑是功能最复杂的建筑类型。大型医院在建筑规模、投资额、建设周期、功能复杂度方面更加显著，即使是规模相同，布局相似的医院，其功能、流线也因运营管理不同而差异巨大，其建设没有标准化模板，因此需要科学的建筑策划来正确决策，促进设计建造与使用运营的顺利衔接。建筑策划在设计任务书编制前开展，应围绕建设策划目标实现，从工程项目管理、设计管理的角度发挥作用，需要特别关注建筑项目与城市建设规划的切合性、建筑项目的技术可操作性与可实施性。

5）空间策划

空间策划的目的是实现医疗设备配置、空间利用、人力配置，以及工艺流程的最佳结合。通常在编写医院室内设计任务书前要开展空间策划，以确定所有房间数量及空间指标。在中观层面，对涉及服务质量、大型设备利用率的部门要进行深入策划，统筹考虑服务种类、设备配置、人力台班、工作时间等因素。例如手术部、放疗科、消毒供应室等。在微观层面，要考虑每一间医疗用房内的设施设备安排、工作人数、家具布局、操作流线、开关插座位置、通风口位置及隐私等因素。例如护士站、病房、诊室、检查室、治疗室和实验室等。主要包括以下内容：

（1）医院部门设置。

（2）设备配置。

（3）开设的检查、手术、治疗、研究类型。

（4）设备、空间、人力资源共享方式。

（5）各部门工作人数及排班。

（6）各部门及各房间面积和数量。

（7）主要工作空间尺度。

（8）医疗工艺流程初步规划。

6）医疗工艺策划

医疗工艺策划是对医院内部医疗服务过程及程序的策划，主要包括医疗系统构成、功能、医疗工艺流程及相关工艺条件、技术指标与参数等。其贯穿于整个医疗建筑设计全过程，须以医院顶层设计为目标，充分了解医院管理者、学科带头人、护理人员、患者和家属的不同需求，形成集功能、需求、感染规定、建筑与专项工程各专业为一体的系统性工作。医疗工艺策划可由医院管理者、医疗咨询师、医生、技师、感染控制专家、熟悉医院设计的建筑师和设备工程师等共同参与。在策划过程中，通过对医院实际情况开展全面调查分析与研究，结合医院远近期服务能力及城市卫生发展规划要求以及其他前期策划成果，由策划团队与医院管理决策层进行沟通、比较、计算、统计，得出一系列空间数据与设施指标。最终用设计任务书、设计导则、概念设计图、空间数据表、招标文件、技术规格书或参数等形式表达出来。主要包括以下内容：

（1）医疗任务量计算书。

（2）医疗工艺流程策划。

（3）医疗设备、装备配置及说明（含技术条件及参数）。

（4）医疗用房配置要求（含用房条件）。

（5）医疗相关系统配置（医用气源、洁净室、物流传输、标识系统等）。

7）医疗设施及设备策划

医疗设施及设备策划根据医疗策划与空间策划的要求进行。通过科学的设计，合理运用医用设施，使各项设备和设施能够充分发挥作用，避免不适用的盲目配置。主要包括以下内容：

（1）对医院内的医疗设施及设备进行选择、定位，确定建设标准应用范围、造价目标。

（2）对室内设计做出指导，满足医学、人体工程学、舒适性、自动化、人性化等要求。

2. 项目建议书

1）基本概述

医院项目建议书是医院根据国家经济发展、国家和地方卫生中长期发展规划、医院发展规划要求、项目所在地内外部条件等，就某一具体新建、扩建事项向国家发展改革委项目管理部门申报的书面申请文件。是对拟建项目提出的框架性的总体设想。其核心内容是通过调查、分析、预测，针对为何建设、在何处建设、建设规模及建设目标等各方面，为建设单位或相关机构提供立项决策依据。

2）编制内容

项目建议书一般应包含以下内容：

（1）总论：阐述项目名称、建设单位名称、项目性质、建设规模、投资规模、主要经济技术指标、项目定位及立项依据等。

（2）建设单位概况。

（3）项目立项背景。

（4）项目建设规模和内容：对总论中的建设规模加以细化，内容包括总建筑面积构成、拟建项目功能的构成、床位规模等，并进一步说明建成后能达到的水平。

（5）项目建设的必要性：政府性项目可从国家、地方及地区发展规划入手，通过市场预测，结合行业特殊性，围绕满足社会需求，提高地方医疗服务水平、促进地区经济发展等方面进行分析，说明现有设施已无法满足市场需求，提出充分合理的建设理由。

（6）项目建设条件：明确拟建项目场地周边交通条件及配套现状。

（7）项目建设方案：指项目的初步建设方案，一般附有拟建范围的总图平面布置及相关技术经济指标，并阐述建设方案的总体规划、设计理念、建筑设计、结构设计及电气、暖通、给水排水设计等内容。

（8）建设周期：明确项目建设各项目内容进度安排和需要的建设周期。

（9）项目建设投资估算及资金来源：明确项目投资总额及主要建设内容的投资估算表、资金安排情况、筹措资金的办法和计划。

（10）项目建成后的初步经济效益分析：对于部分自筹资金的政府项目，在委托单位能提供有效数据的情况下，需要提供必要的经济性分析。

（11）项目建成后的社会效益评价。

3）关键要点

（1）项目建议书应从宏观与微观层面，充分阐述开展医院建设项目的必要性。宏观层面主要指项目符合国家或当地发展规划、行业规划；微观层面主要指项目满足建设单位自身的使用与发展需求。

（2）在项目建议书阶段，建设用地的选址极为重要。根据不同性质医院项目，选址需关注内容不同，主要包括：

①新建或迁建项目应重点关注新征用地原有性质及调整程序和指标，摸清新征用地上建（构）筑物、管线、河道与涵洞现状等情况，明确交地条件及所涉相关费用，了解新征用地周边市政配套及基地红线情况。

②改扩建项目需重点关注拟建基地上现有建（构）筑物、管线等情况及拆除、移位和搬迁费用，关注是否涉及污水处理站、锅炉房及医技用房的过渡拆迁等，若为空间较为狭小的园区，需关注对周边建筑及管线影响。

③项目建设规模不仅影响建设投资，也会影响相关部门审核意见获取。其确定取决于 2 个方面：一是在项目建成后，医院整体建设规模须在建设标准范围内；二是基于医院项目自身对项目功能需求来确定规模。

4）审批必备条件

项目建议书的批复须具备以下条件：床位批复、规划方面认可、土地落实文件及建设方案编制完成。

3. 可行性研究报告

1）基本概述

医院建设项目可行性研究的任务是根据国民经济中长期规划和地区规划、医疗行业规划的要求，运用多学科手段，从技术、经济、财务、法律以及环境保护等多个维度，对医院建设项目在技术、工程和经济上是否合理可行，开展全面论证分析并作多方案对比，提出评价，是编制和审批设计文件的基础，为投资决策提供科学依据。

2）编制内容

可行性研究报告需要建设单位提供的资料主要包括 3 个部分：一是建设单位本身基本情况资料；二是相关部门对设计方案的审核意见；三是满足各部门审核意见的设计方案。可行性研究报告主要内容有以下几项：

（1）项目建设背景、概况、主要经济技术指标等。

（2）建设单位概况，由建设单位提供。

（3）项目建设的必要性，是可行性研究报告的重点内容，通过分析后发现，现有建筑满足不了市场需求，硬件设施落后等问题，强调项目建设的必要性。

（4）建设条件及项目选址，对拟建项目选址规划合理程度进行分析，写明建设项目地理位置、地质、水文、气象状况；水电气保障情况；还有土地征用、拆迁及居民安置方案以及费用估算，环境影响情况等。

（5）工程设计方案，由设计单位提供项目鸟瞰图，总平面图、立面图、剖面图等；必须有设计方案的建筑、结构电气、给水排水、暖通、节能、环保等设计说明，以证明设计方案在外部选型，使用功能等方面的合理程度。

（6）环境影响评价，根据《环境影响评价报告书》，提出项目对环境影响或环境对项目的影响分析结果。

（7）节能评估，根据国家及地方相关要求对项目节能进行评估分析，并提出结论和建议。

（8）项目实施计划与组织，包括项目建设组织管理方式的论证以及工程建设总工期及各阶段进度安排。

（9）投资估算与资金筹措，包括项目建设总体投资估算及各阶段、各单项投资估算，建设总费用估算，资金来源及保证程度以及筹措资金的方式及可能性。

（10）工程招标投标，根据国家发展和改革委员会令第9号，可行性研究报告中须增加工程招标投标内容，包括勘察、设计、施工、监理及重要设备、材料等采购活动的具体招标范围。对于邀请招标的理由须作出说明。

（11）工程质量安全分析，根据地方相关文件要求编制。

（12）项目财务评价，对于有自筹资金的政府项目，可行性研究报告视具体需要进行财务评价。

（13）社会效益，阐述拟建项目对当地社会的影响和社会条件对项目的适应性和可接受程度，以论证项目的可行性。

（14）结论，通过对方案的详细论证分析，提出项目和方案是否可行的结论，并对下一步工作提出建议。主要包括在技术谈判，初步设计、建设实施中需引起重视的意见和建议。

3）关键要点

（1）合理选择建设用地选址，保障医院建成后能高效安全运营。

（2）做好科室设置规划。科室设置规划应遵循系统性、适应性、发展性、重点建设、突出特色等原则，结合医院顶层设计，经反复分析论证后确定。

（3）合理估算项目总投资，保证投资估算充足且合理，经批准后成为初步设计概算的上限。

（4）确定合理的建设规模，保证医院建成后的正常运营。

（5）项目建成后，对医院现有资源布局调整的合理性进行分析。

4）审批必备条件

可行性研究报告审批须具备以下条件：

（1）节能评估报告。

（2）社会稳定风险报告等。

4. 环境与交通影响评价报告编制

（1）在医院项目建设前期，应就项目建设对所在城市、街道及周边环境影响作出评价。选址在项目建议书或可行性研究阶段进行时，应在该两阶段进行项目环境影响评价。大型医院特别是传染病医院，在项目建议书与可行性研究阶段均应作出环境影响评价。

（2）环境影响评价书或环境影响评价报告应报请项目所在地环境保护部门审核批准。当评价结果表明建设方案无法满足环保部门规定的标准时，应采取有效措施对建设方案进行完善，以达到环保标准，或者另行选址以符合规定要求。

（3）对位于城市最主要街区及主干道附近的大型医院，应作出项目对周边道路和地块的交通影响评价，并确定医院的出入口及主要交通模式。

2.3.2　工程设计咨询管理

1. 医院总体布局设计

1）基本内容

在设计阶段，医院建设项目应从项目设计理念、医院布局、外观造型、绿色景观、交通设计、建筑功能、创新节能型材料应用等多个维度进行综合考虑。作为全过程工程咨询单位，在开展医院总体设计规划时，应在对医院进行全面了解的前提下，贯彻医院建设规划顺应时代发展的布局理念，协助院方针对医院建设发展制订清晰的框架，充分考虑医院长期发展、技术设备更新、医疗模式转变、管理模式发展等因素对医院项目规划布局的重要影响，科学合理地进行医院总体规划设计。同时，在开展总体布局设计时需考虑不同侧重点。基本内容包括：

（1）制订医院总体发展和建设规划。

（2）确定建设规模。

（3）选择建设基地。

（4）建筑总体布局和总平面布局。

（5）组织交通流线。

（6）功能流线及业务动线等。

2）医院总体发展规划

医院总体发展规划是基于医疗整体发展趋势的前提下，通过确定未来发展方向和目标，制订相应实施计划。既要根据区域卫生与医疗机构设置规划，考虑当地经济发展、服务半径、服务人群及疾病谱情况，也要结合医院近、中、远期发展规划，在满足近期基本要求的前提下，为将来的可持续发展留足空间。医院总体规划应注意控制如下要点：

（1）建设规划应结合财务资金、土地区位与医疗空间需求等方面要素系统全盘考虑，配合城市建设发展并与医院现状结合，勿盲目求高求大。

（2）医院科室众多，组成结构极为复杂，相互间功能关系及密切程度各不相同。基于此，总体规划应注重合理分区，充分满足医疗护理、教学科研、后勤保障、院内生活与卫生服务等功能要求。

（3）规划应注重院区环境空间与城市的良好协同，满足规划、交通、绿化、消防及环保等方面的综合要求；规划应有规范的可行性论证，既能着力于近远期蓝图，满足现有需求，又能保留发展弹性，兼顾未来发展。

3）医院总体建设规划

医院建设总体规划要体现发展意识，充分考虑医院未来发展，医疗技术装备更新、医院管理及医学模式转变等各要素变化对整体规划布局的影响，也要兼顾考虑建筑物空间造型、采光、色彩、通风，并配置合理的设备空间。同时，还要考虑环境保护、可持续发展及适应医院所在地区的气候特点等。医院总体建设规划要注意以下要点：

（1）综合医院组成结构复杂、科室众多、相互间功能关系及密切程度各不相同。医院总体规划应满足医疗护理、教学科研、后勤保障、院内生活与卫生服务等功能要求，合理分区使用。

（2）应关注人的生理与心理需求，体现以人为本理念，注重归属感、领域感、成就感以及开放性和私密性内容，将人文关怀贯穿医疗、护理、服务和环境的全过程，最大限度为患者服务。

（3）应合理预设场地开发容量与强度，遵守土地综合利用与开发规划原则，最大限度利用自然条件，科学合理地进行医院总体规划设计。同时，需要兼顾医院的可持续性发展。

（4）在医院改扩建项目中，不仅需要规划新建项目，还应对保留建筑进行改造维修，提升其功能水准。同时，需要考虑过渡措施减少对医院正常运行的影响。此外，针对历史悠久的老医院，在医院总体建设规划时，需对其保存的优秀历史建筑进行加固与保护。在优秀历史保护建筑周边建设控制范围内新建、扩建和改建建筑，应当在使用性质、高度、体量、立面、材料及色彩等方面与优秀建筑相协调，不得改变建筑周围原有空间景观特征并影响优秀建筑的正常使用。

（5）医院总体建筑规划既要满足现有要求，又要保留一定发展弹性，兼顾未来发展，各医疗功能分区设计时要充分考虑到未来的发展空间。同时，在空间、通道、能源及智能化方面要有相应的超前设计，并考虑项目具体落地的实施方案。应充分考虑医疗技术及装配发展更新及管理模式对整体布局的重要影响，实现医院的可持续发展和高适应特性。

2. 医院单体建筑设计

建筑设计应充分体现医疗建筑的功能要求，符合现代化医学的基本规律，重点考虑高效功能布局、适宜公共空间、健康安全舒适的室内氛围 3 大目标，具备科学性、合理性与先进性，形成有序统一、层次丰富的空间界面，为今后改造发展与灵活分隔创造条件，且与周边建筑相互调和并达成和谐。同时，进行医院单体建筑设计还需重点考虑平面及流线设计、空间设计及环境设计等内容。

1）平面及流线设计

医院建筑主要包括医疗、后勤和行政管理 3 个主要部门。医疗部门包括门诊部、医技部和住院部 3 个子系统，这 3 个子系统是医院核心部门，其流线构成了医院建筑子系统中的流线主体。行政管理部门相对独立，后勤部门与医疗部门的流线主要是物资供应方面。门诊、急诊、医技和住院各个单体均有各自工作流程，应最大限度保证就医流线、工作流线、洁净流线和污物流线的工作便捷并相互不交叉。

（1）门诊、急诊楼平面及流线设计

因整体人流量较大，门诊、急诊楼平面及流线设计应首先考虑人流和疏导与集散问题。流线设计首先应遵循三级分流原则，即广场分流、大厅分流与候诊厅分流；其次是遵循平均距离最短原则，最后是落实科室专属领域原则。此外，还要遵循畅通协调原则、易于识别原则与特殊流线原则。门诊、急诊应分别设置出入口，采用集中与分散相结合的三级分流模式，合理组织交通流线，最大限度提升医院运转速度，减少病人就诊时间。

（2）病房住院楼平面及流线设计

病房设计不仅应考虑住院病人的不同性质、可能流动次数、护理流程与建筑层次功能的因素，还应充分考虑各种人流、物流的组织，避免造成交叉感染。

（3）医技部平面及流线设计

医技部包括放射科、检验科、功能检查中心、药剂室、供应室、病理科、血库、高压氧舱、核医学科、核磁共振、手术部等功能科室，科室内的布局应满足医疗设备的使用要求，体现科学合理的使用流程，并为科室发展预留必要的空间。

2）空间设计

（1）设计时应遵循高效便捷原则，为门诊、急诊、医技和住院等各个医疗单体提供安全、稳定和洁净的工作空间，也为病人提供人性化的就医环境。

（2）开展空间设计时须考虑医疗建筑的功能布局。一般将停车场、空调机房、泵房、水池、仓库、配电房、人防设施、设备用房、辅助用房等配套设施设备安排在地下楼层中。大型医疗设备机房选址一般考虑安装在大楼的底层，但不宜安装在地下室。一般一楼安排入口大厅、挂号收费处、急诊急救科室、药房、服务中心等。医技检验科室一般安排在较低楼层、病房一般设置在较高楼层。

（3）在空间设计时还要注重空间适应性，以便满足不同使用者需求并适应不断变化的医疗状态。同时，医院建筑应充分利用地下空间。

3）环境设计

医院建筑环境设计分为室内和室外环境设计，主要是在设计时通过声、光、色等环境的控制，为病人创造安静舒适的环境，重点应注意以下问题：

（1）医院建筑环境设计包括室内和室外环境设计。根据《综合医院建筑设计规范》GB 51039—2014 的规定要求，在开展环境设计时，应充分利用地形防护间距及其他空地布置绿化，为病人提供康复活动的专用绿地，并对绿化装饰建筑内外空间和色彩等作综合性处理；提供集中场所、房间和专用设备用于接收、回收或安全处置危险材料。

（2）在病房、诊室和办公用房等主要功能空间保证日照时间满足国家及地方标准要求，通过舒适的光线设计及充足的日照采光营造人性化环境；注意色彩与材料组合形成的视觉效果，通过多色彩的病房环境消除病人对单一白色病房所产生的紧张、焦虑等不良心理。

（3）内部空间设计有助于利用自然风压与热压，保证自然通风。同时，门窗位置及建筑内部空间分割应利于空气流通。

（4）病房、门诊、手术室等建筑布局、构造和门窗材料应选择充分考虑患者心理需求，有效运用建筑材料与构造手段，防止噪声干扰，营造宜于休养康复的声音环境。

3. 医疗工艺设计管理

1）基本概述

医疗工艺设计是一项多层次，综合性专业性非常强的系统工程，由医疗系统构成、功能、医疗工艺流程及相关工艺条件、技术指标、参数等组成。通过整合医院管理、信息、医疗和护理等需求并对流程和技术条件进行功能性设计，是建筑设计的基础条件。其对设计人员要求很高。建议聘请专业的医疗工艺咨询机构或咨询顾问进行系统的医疗工艺设计。设计人需要了解并熟悉医院的管理及工作系统、医疗设备的规格和功能、医疗服务的发展趋势和发展方向，通过对规划、医疗、护理和感染控制等方面知识进行有机融合，将医院所需各种门急诊、医技、病房和后勤保障等空间划分成一系列医疗功能单位并将其组合成有机整体。其总体目标是推动目标项目的有序建设、规范设计、健康落地，实现项目应有的建设价值，为实现医院发展的战略目标提供保障。

完整的医疗工艺设计从建设前期到医院运营都有涉及，包括六方面内容：医疗策划、工艺规划设计、工艺方案设计、工艺条件设计、工程管理咨询与医院开办咨询。其中，与医院设计前期工作对应的是工艺规划设计；与医院建筑设计工作对应的是工艺方案设计和工艺条件设计。

2）医疗工艺规划设计

工艺规划设计是对医院功能和装备规划，主要工作内容包括：前期资料整理、医院规模及业务结构规划、管理方式和服务模式规划、功能单元及医疗指标测算、建设规模测算、功能房型研究、功能面积分配、医疗设备配置计划、医用专项系统方案策划、投资与运营管理方式策划及设计任务书编写等。

3）医疗工艺方案设计

工艺方案设计的主要目标是设计符合医院要求的功能空间关系、完成空间指标和空间资源的结合，为各个医疗功能单元提供医疗功能房间组合方案。该部分主要包括：功能单位的梳理、工艺流程的确定、医疗设备和装备的配置、医用设施配备和信息系统统计等。功能单元的梳理和工艺流程的确定过程中均会产生阶段性成果，最终将这些阶段性成果整理汇编成册，包括建筑功能平面图、主要医疗用房房型图、房间功能表、房间明细表、医疗设备和大型医疗装备配置计划表等内容。

4）医疗工艺条件设计

工艺条件设计师负责完成将医疗要求具体化、详细化的工作。其主要工作内容是在工艺方案的基础上，确定每个功能房间内部医疗工作流程，并根据医疗工作开展的要求确立与建筑实现有关设计条件，最终将这些条件反映到专项图纸的工作。医疗工艺条件设计包括大型医疗设备机房场地条件图、医疗特殊功能用房功能平面及场地技术要求、各专业点位图及主要医疗用房房间布置图等。

4. 医疗设备设施设计

医院的设备设施设计可分为给水排水系统、电气系统、暖通系统、消防系统、交通系统、安防系统、医用气体、大型医疗设备、物流系统与标识系统等方面，此外还应考虑绿化景观与节能环保设计。

2.3.3　报批报建管理

1. 制定报审报批工作计划

全过程工程咨询单位应协助业主单位开展前期的报批报建工作，编制项目报审报批工作计划，明确项目所有报审报批手续办理工作安排，并与项目建设整体进度计划协调一致。

1）工作计划依据

项目报批报审工作计划编制依据应包括但不限于下列内容：

（1）项目投资来源情况。

（2）项目建设用地取得方式。

（3）各项报批报审手续的申报条件、办理流程和工作时限。

（4）报批报审工作的人员安排和主要职责。

（5）报批报审风险管理措施。

（6）必要的资源与费用预算。

2）工作计划内容

项目报审报批工作计划应包括但不限于下列内容：

（1）报审报批工作目标。

（2）报审报批手续的办理路径。

（3）各项报审报批手续办理的工作内容和起止时间。

（4）报审报批工作的人员安排和主要职责。

（5）报审报批风险管理措施。

（6）必要的资源与费用预算。

2. 报批报审手续办理的主要内容

医疗建筑项目报批报建手续办理主要内容如下：

1）开工前须办理完成手续

在项目正式开工前须办理完成的手续包括但不限于：

（1）项目建议书、可行性研究报告、初步设计及概算或项目申请报告审批。

（2）环境影响评价、交通影响评价、水影响评价、社会稳定性影响评价、灾害评价和节能评估。

（3）项目选址意见书、建设用地规划许可和建设工程规划许可。

（4）用地预审、用地批准或土地划拨决定。

（5）施工图审查（含人防、消防、防雷）。

（6）三通一平。

（7）建设工程施工许可（包括质量监督、安全监督、节能备案）。

（8）场地内既有管线迁移。

（9）核技术利用评价、放射防护预评价。

（10）其他地方上有要求的报审报批手续。

2）机电系统调试前的市政接用手续

业主项目部在各类建筑机电系统调试前应分别针对电力、通信、有线电视、给水、雨水、污水、中水、燃气和热力等市政条件办理完成包括但不限于下列市政接用手续：

（1）市政条件接用报装。

（2）市政条件接用方案咨询。

（3）市政条件接用工程设计文件审查。

（4）市政条件接用工程竣工验收。

（5）市政条件接用工程开通使用。

3）竣工验收手续

业主项目部在竣工时应分别办理包括但不限于下列专项验收手续：

（1）规划验收。

（2）节能验收。

（3）环保验收。

（4）消防验收。

（5）供电验收。

（6）燃气验收。

（7）防雷装置验收。

（8）特种设备验收（电梯、锅炉、高压氧、医疗气体系统）。

（9）无障碍设施验收。

（10）公共专用停车场（库）验收。

（11）人防验收。

（12）绿化验收。

（13）市政管网验收。

（14）自来水水质检测。

（15）室内环境检测。

（16）洁净用房室内洁净度检测。

（17）放射性检测。

（18）档案验收及移交。

在办理完成以上各项专项验收手续且达到工程竣工验收条件后，应及时组织工程竣工验收。工程竣工验收合格后，应当及时提交工程竣工验收报告，并按照有关规定向当地建设主管部门办理竣工备案手续。在办理竣工备案手续后，应及时进行工程结算审计和财务决算等程序。

3. 跟踪落实报批报审结果

（1）项目报审报批工作计划应由业主领导批准后实施，业主项目部应定期对项目报审报批工作计划执行情况进行检查。

（2）项目报审报批工作计划应根据政府报审报批政策变化情况和项目实际进展情况及时进行调整，满足医疗建设项目的进度要求。

2.3.4 招标采购管理

1. 医院招标采购的特殊性

与非医建筑相比较，医院建筑复杂性分为图纸设计、专业施工、造价透明度、整体工期 4 个维度，均表现出明显特性，聚焦到工程招标采购角度，有以下特点。

1）满足多项规范

医院建筑有医疗专项多、产品差异性大的特点，在设计施工图纸中常会标注“此区域待厂家深化”，需专业厂商依据院方医疗需求、场地条件进行设备选型、站点布置等二次设计，如手术室、核磁室、层流病房、病理科、医用气体、物流传输、医用纯水等。这就需提前关注 2 个事项：一是预留场地空间及机电条件是否恰当，既不能过度冗余更不能欠缺。二是设计图纸中标明的做法在满足建筑规范要求的同时，还要满足医疗专项的验收规范，可提早提示建设方需关注的问题，做专家、医护人员、专业厂家与设计之间的桥梁，互相佐证，以确保正确。

2）专项承包习惯各异

医疗工艺的多样性造成了医院建筑的复杂性，尤其是综合性大型医院，几十个科室，每个科室的要求各具特色，如大型医疗设备除要考虑设备自身体积重量预留载重的场地空间、专属承重的运输路径外，还要兼顾恒温恒湿、射线防护、电磁屏蔽、独立的排风系统等特别要求。医疗单元要求的多样性、功能系统的多元化反映到医院建设施工上就变成了现场专业分包队伍多、施工作业在空间及工艺顺序交叉影响、相互牵制。

除此之外，医疗专项工程在承包项目内容、范围上也各具特色，有分系统的，例如医疗气体、物流传输；有分区域的，例如手术室、层流病房；有整体工艺流程设计完成后，仅进行设备采购及安装，而配套的土建工程通常由建设方另做承包的，例如污水处理。需要从业者了解市场、尊重专业、遵守行业习惯，克服想当然，才能规避拆改，提高效率从而促进工程顺利推进。

3）询价摸底难度陡增

相比非医建筑工程，除建筑本身的复杂性外，医院建设从造价管理角度形成了 3 种明显的特性：

（1）医疗专业工程造价指标、材料及产品、施工价格公开透明度低。

（2）医疗专业施工队伍相对集中，竞争远达不到其他民用建筑的激烈程度。

（3）多材料、多档次、多类型的产品细分排列组合出多种模式，大大增加了对比分析的难度。

4）总体建设工期长

新建医院工程竣工投入使用时，常常会伴有部分区域未能施工完全的情况。从技术工艺上来讲，大型医疗设备对安装环境有一定的洁净度要求，不可同时进行施工；另外，院方将根据行业发展、医疗需求情况主动选择逐期进行设备投入，逐步启动装修工作。

以上从图纸设计、现场施工、造价管理、建设工期 4 个维度介绍了医院建筑的特性，其目的是斟酌匹配恰当的招标采购工作措施，找到对应的界面范围、关注重点问题设置相应条款，规范工程招标及合同签约工作。

2. 招标采购的原则

（1）由于医院具有规模大、工期紧、功能复杂等特点，在招标采购过程中，要特别重视前期策划准备及采购过程中的分析评审，根据不同项目主体选择最佳工程参与主体。

（2）医院项目的招标采购必须严格按照国家和地方有关招标投标法律法规进行，按照公开、公平、公正原则择优选择。

3. 招标工作流程

1）组建招标工作机构

（1）医院建设单位可以根据实际情况成立相应招标投标组织机构，例如医院建设单位缺乏招标采购专业知识经验，可委托在医疗专业领域有丰富经验的招标代理机构代表医院单位进行招标。

（2）招标工作机构的主要职责包括：审查投标单位资质。审查招标投标申请书和招标投标文件。审定标底。监督开标、评标、定标和议标。调节招标投标活动中的纠纷。监督承发包合同的签订履行。否决违反招标投标规定的定标结果等。

2）申请招标项目备案

（1）医院建设项目的立项批准文件或投资计划下达后，对于金额超过一定数量的项目，医院招标机构应根据相关规定，向当地有关部门机构申报备案并进行招标。对于金额数量较少的项目，可自行组织招标。

（2）项目备案的主要内容包括医院单位的资质条件、招标工程具备的条件、拟采用的招标方式和对投标单位的要求等。

3）招标前期策划

（1）工程招标计划遵循招标前置原则。要将“招标前置”思路贯穿在整个招标计划中，开工前就应招标。医院建设项目非常复杂，涉及的招标对象众多，因此招标模式不应固化，在具备招标条件情况下便可启动招标程序。在划分标段时，要明确各标段工作范围和内容，减少标段间干扰影响。应注意标段划分不宜过多，可通过将部分标段纳入总包范围以减少各标段界面不清导致的相关问题。仅医用气体系统、手术室净化工程等特殊子项宜作为单独标段发包，有利于界面管理。

（2）根据总进度计划做好设计招标策划。设计对工程建设总进度计划起到关键作用。由于医院建设项目极为复杂，涉及的专业专项工程众多，需多家设计单位共同协调完成。因此，要根据总进度计划做好设计招标范围、界面划分、工作时间的策划工作，并围绕设计主体进度制定专业设计招标计划。

（3）应考虑设备参数、选型、厂家不同对使用功能品质、主体设计结构与建筑的影响，根据总进度计划做好专业设备招标，并为二次设计提供依据。

（4）在总进度计划基础上，合理高效插入各项指标，并合理计划招标衔接时间。包括专业工艺设计合理招标衔接时间、施工合理招标衔接时间、配套申请及设计合理招标衔接时间。

（5）招标计划制定。应充分考虑招标所需时间成本（公开招标不少于三个月），并根据施工进度计划调整随时进行调整。

4）编制招标文件

（1）医院建设单位根据项目特点，编制资格预审文件、招标文件和评标办法，经有关机构审查同意后发出招标信息。

（2）招标文件的主要内容包括：招标内容、招标范围、招标方式、开始/结束时间和对投标单位的资质等级要求等；投标书的编制要求及评标、定标原则和方法；投标、开标、评标、定标等活动的日程安排；要求缴纳的投标保证金额度等。

5）发布招标公告或投标邀请书

（1）若采用公开招标形式，则应根据医院项目规模性质在医院建设单位官网或当地招标投标网站上发布招标公告。主要内容包括：招标单位和招标工程的名称、招标内容简介、投标单位资格、领取招标文件地点、时间和应缴纳的费用等。

（2）若采用邀请招标形式，应由招标单位向预先选定的投标单位发出投标邀请书。

6）资格预审

（1）当投标单位数量过多时，医院建设方可对报名参加投标的单位进行资格预审，选择入围单位，并将审查结果通知各申请投标者。

（2）资格预审主要内容包括：投标单位注册证明和资质等级、主要项目经历、质量保证措施、技术力量简介、资金或财务状况、商业信誉等。

7）向合格单位发放招标文件及图纸资料

（1）资格预审通过后，医院建设方将招标文件、图纸及相关技术资料发放符合资质的投标单位。投标单位收到招标文件图纸和有关资料后，应以书面形式予以确认。

（2）招标文件一旦发出，医院建设方不得擅自变更内容或增加条件，确认需变更和补充的，应按照相关规定提前通知所有投标单位。

8）组织现场踏勘及召开招标答疑会

（1）必要时医院建设方组织投标单位进行项目现场勘察，了解现场环境情况，以获取投标单位认为有必要的信息。

（2）必要时组织招标答疑会，目的是澄清招标文件中的疑问，解答投标单位对招标文件和勘察现场中所提出的疑问。医院建设方对投标者提出的问题进行回复，并以书面形式发给各投标单位作为招标文件的补充和组成。

9）接收投标文件

投标单位根据招标文件的要求编制投标文件，密封加盖单位公章后在规定时间和地点递交给医院建设方或招标代理单位。

10）组建评标委员会

评标委员会由医院建设方（或委托招标代理机构）以及有关技术、经济等方面的专家组成。各成员应从省级以上人民政府有关部门提供的医疗领域专家名册或者招标代理机构的专家库内相关专家名单中确认。对于一般项目，可采取随机抽取方式，对于技术特别复杂的、专业性要求特别高的项目，可直接确定评审专家。

11）开标和询标

（1）由医院建设方主持，按规定议程开标。

（2）评标委员会对商务标进行分析、审核，并要求投标单位澄清文件的含糊概念和不确定因素。

12）评标

评标委员会依据平等竞争、公平合理的评标原则与方法，并结合医院项目实际情况和功能特点等方面进行综合评价，公正选择中标单位。

13）出中标通知书及签订合同

（1）评标结果确定后，医院建设方在规定期限内发出中标通知书，并退还未中标投标单位的投标保证金。

（2）医院建设方与中标单位进行合同谈判，并签订合同。

2.3.5 投资管理

工程建设全过程不同阶段，工程投资控制有着不同工作内容，目的在于优化建设方案、设计方案、施工方案基础上，有效控制工程建设项目与实际费用支出，不同阶段工程造价管理主要内容如下：

1. 项目策划阶段

按照规定编制和审核投资估算，经有关部门批准，既可作为拟建工程项目的造价控制指标，又可基于不同投资方案进行经济评价，作为工程项目决策的重要依据。

1）做好可行性研究

（1）应针对拟投资项目，围绕专业专项技术、市场、财务、经济社会效益等多个维度进行调查研究、对比分析与效益测算，选定最优方案，避免投资盲目性，为项目投资决策提供科学依据。

（2）建设单位通过财务评价预测项目建设成本收益，以达到预期收益目标。

（3）参照以往同类医院项目的经济技术指标，审查投资估算内容是否完整，指标选用是否合理，提出投资估算优化建议。

（4）开展全面风险分析，对项目因素产生的风险进行综合评价分析。

2）编制科学的投资估算

（1）投资估算应做到科学、合理与经济，确保符合项目立项程序和区域审批权限。

（2）在可行性研究报告上报前应对估算进行专项审核。对于可研投资估算超过项目建议书投资匡算的项目，应重新组织可行性研究论证。

（3）在可研阶段针对立项阶段的设计方案进行进一步细化和论证优化，确保投资估算和设计方案匹配一致，同时满足医院基本建设标准。

（4）建立项目投资台账，实时跟踪对比可研报告与项目建议书投资估算的差异，为后续项目投资控制提供有效参考。

（5）要充分考虑新技术、新设备、新模式对投资规模影响，将其投资纳入投资估算中。

（6）由于医院项目建设与使用周期较长，可能会遇到投资影响因素波动大的情况，引起项目竣工后实际投资超中标价、超设计概算等风险。因此，应建立动态投资估算和预测体系，持续开展动态投资预测和调整，预测工期对投资的影响，确保投资估算的科学性、合理性与前瞻性。

3）建立造价咨询、跟踪审计、财务监理制度，确保第三方服务机构对项目投资进行精准的审核分析并提出针对性控制对策，实现对项目投资有效监管控制，以确保投资估算和设计概算的正确性和指导性。

2. 工程设计阶段

1）严格落实“4 阶段”业主需求

（1）在全咨模式下，设计板块、造价板块、项目管理板块从决策阶段开始全程参与，充分与院方、医疗工艺策划方以及设计单位沟通，在设计的 4 个阶段不断挖掘、梳理和细化业主需求，并将其转化为设计条件，使得功能需求基本在设计阶段得以体现。

（2）通过投资控制手段，在设计的全过程中充分考虑采购与造价对设计的制约，为业主提供“带造价的设计”。最终实现功能需求与造价控制的动态循环，有效避免在施工阶段因功能需求调整而导致返工、拆改，甚至停工索赔的风险。

2）落实优化设计

（1）在全咨模式限额设计的基础上，制定出较明确的定性考核指标。

（2）在项目治理框架下对设计、造价、项目管理、监理板块的考核管理办法中，明确对优化设计的管理与奖惩，激发各专业板块优化设计的动力。

（3）全咨团队通过统筹管理，工作搭接的方式，为优化设计留足工期。

（4）集合各专业板块，从项目全生命周期的角度出发，着重将项目的可施工性、可运营性考虑进来，利用价值工程的方法，对设计方案进行优化，在满足业主的使用前提下，确保项目功能和经济最优化，确保业主得到最优秀的设计成果和最大的经济效益。

（5）为解决建筑材料、降低工程造价，可广泛采用标准化设计、标准构配件和设施用具，充分运用集成化、工业化、装配式等技术，同时评估不同比率、不同部位装配式对造价的影响。

3）精细化管理

（1）清晰划分设计阶段各界面

利用全咨团队，结合专家资源，与院方、全咨方、设计方共同对医疗工艺流程的界面设计以及专业科室设计和传统土建设计的界面关系进行清晰划分，并作为制定管理、招标范围和施工界面的依据。

（2）提高设计质量

将设计质量纳入设计板块考评中，实行奖惩机制，并通过运用建筑信息模型（BIM）技术协助错漏碰缺现象的检查，通过项管、造价、监理等各板块从自身专业角度出发，对图纸质量提前介入审查，在设计成果交付前减少设计错误，减少设计变更，有效控制项目建设成本。

（3）强化技术经济论证

从设计、施工、材料和设备等多个维度进行必要的技术经济比较论证。如出现可能会超出投资目标的情况，协助设计人员提出解决办法，供决策参考。

（4）加强对设计概算和施工图预算的审核

审核设计概算的主要内容包括：核实建筑初步设计是否完善到位，在设计深化过程中严格控制在总概算所确定的投资计划值内，确保建安一类、二类费用和医用设施专业工程等各个项目成本因素是否计入完全不漏项；审核施工图预算的主要内容包括：检查各分项工程技术是否设计到位，并且采用价值工程的方法，在充分考虑项目功能的条件下，进一步挖掘节约投资的潜力，推动项目合理实施。

（5）加强对资金使用计划的监管控制

编制设计阶段资金使用计划，并加强对计划执行的监管和控制。如有必要，提出调整建议以保证投资符合预期效益。

（6）严格履行工程设计变更审批流程

项目施工过程中出现设计变更时，一是明确设计变更的签发原则，设计变更无论由哪方提出，均应由医院、设计单位、监理单位、施工单位协商，经各方确认后由设计单位出具相应的变更图纸及说明，形成各方签认的设计变更方案；二是根据以上各方确认的设计变更方案，依据施工合同计价原则编制设计变更造价预算，按照医院设计变更的审批金额进行审批，经医院审批通过后方可实施变更。

3. 招标投标阶段

1）重视招标文件编制工作

招标文件编制应考虑完整性、规范性和适当性控制，标底编制数据要真实，计算方法要正确，编标人员不能仅仅按照图纸来编制，编标前必须实地勘察，充分了解工程项目的实际情况，防止漏项、标底数据偏离实际，标底价应遵循以市场指导价格为主的原则，体现客观、公平、公正的原则。

2）注重招标文件中工程量清单编制工作

（1）根据《建设工程工程量清单计价规范》GB 50500—2013 的规定要求，采用工程量清单招标方式，并严格执行建设程序。招标工程量清单应以审定的施工图、投资概算与投资标准为基础，依据国家标准、招标文件、设计文件以及施工现场实际情况进行编制，内容明确且客观公正，分部分项科学合理，项目特征与量价要准确。

（2）招标工程量清单强调设计资料的完整性，须按国家和地方有关部门规定与设计规范提供招标范围内完整图纸和相关资料。同时，应提升勘察设计的深度与精度，避免因地质条件变化导致中标施工方案变更，进而降低索赔风险。

（3）在招标工程量清单编制过程中，需建立招标工程量清单汇总表，将清单与设计概算逐条对比，找出主要投资差异以确保投资变化可控且具有可追溯性。同时，为了提早发现问题，还应对中标单位商务报价进行回标分析。

3）做好招标的回标分析

（1）根据招标文件要求对投标文件进行核查，确认其是否实质性响应了招标文件，以及投标报价的合理性与完整性。

（2）根据评标办法设定甄别异常报价，最终确定进入回标分析的投标单位。

（3）将商务回标信息结果汇总以书面形式提交评标委员会作为评标依据。

4）合同条款编制注意细节

招标文件中合同条款部分，要事前约定清楚，作为可加分项引导投标人完全响应，并作为合同的实质性条款加以确定，招标投标环节结束后，招标文件中的条款即是合同签订的基本内容，特别在界面划分、风险承担、管理与配合费的计取、工程款的支付、工程变更内容的约定、关键线路工期的确定等内容，均要约定清晰明了，例如材料涨价风险的承担，是以招标控制价作为基准价还是以投标价作为基准价，超过基准价多大幅度方可调整等；例如材料、设备品牌的选定，以什么档次作为材料、设备选择的依据，可以在招标文件中约定品牌库，实际采购时，从品牌库中或者相当或高于品牌库中的档次选择，此举既保证了工程质量，减少认价麻烦，又可节约了工程造价。

5）要做好招标控制价的编制工作

（1）招标控制价的编制，要准确套用定额，编制人员要有类似工程或同类工程的丰富经验且工作认真，对于没有政府指导价或信息发布价的材料、设备，要多做市场询价、记录翔实清晰，要正确执行行业主管部门的政策性调价文件或计价文件，文明施工费、税金要严格执行标准，各种施工措施费要与工程实际相符。

（2）正确使用暂估价和暂列金额，医院建设项目材料、设备一般占工程总造价的70%。材料规格、品牌档次更是决定了招标控制价的高低，特别是没有信息发布价的材料和大多数设备，价格计取不准确，同样对控制价影响较大，要结合工程具体情况，多做市场询价，多比较不同品牌档次的价格，做到货比三家、真实准确。

6）防止恶意低价中标

（1）在招标准备阶段，全过程工程咨询单位应严格执行建设程序，重视投标报价基础资料编制质量，从源头上控杜绝恶意低价中标。

（2）商务标评审办法应注重可操作性，对未实质性响应招标文件的商务报价应有明确的评审办法。

（3）在标后阶段，应建立标后监督管理长效机制，强化工程标后监管措施。此外，签订相关施工合同时须严格执行国家有关法律法规和管理规定，不得违背招标文件实质性条款。

（4）在合同谈判时，通过整理招标文件与投标文件（要约与承诺）的差异，对询标中的承诺进行进一步明确。

（5）建立严格的设计变更和签证程序及材料置换报审制度。

4. 实施阶段

1）建立动态控制机制

（1）将项目总投资目标分解为分项控制目标值，并赋予分级编码，形成实际投资概算对比月度分析表。通过对比分项批准概算、施工图预算与预计实际投资，判断该部分是否超概，如产生超概现象则需明确主要原因。

（2）以总投资突破为前提，各分项投资控制目标值值应符合安全质量、进度和满足建设方使用功能要求。在此基础上，根据项目进程进行适时调整，强调动态平衡。

（3）应细化投资计划，制定目标控制值，并通过持续监控调整实现投资控制目标，在过程中注意平衡投资控制与项目实际需求。同时还应认真分析超概原因并采取有效防治对策。

2）严格控制工程变更

（1）建立健全变更控制体系，加强施工图管理，合理控制设计变更，完善设计变更管理规定及设计变更申报制度，减少因设计变更导致的工期延误及投资增加。

（2）加强变更审核批准管理。针对承包商提出的变更需求进行现场考察，明确变更的必要性和费用额度，如符合实情方可批准；对医院提出的设计变更要求，由医院项目建设主管部门填写设计变更中告批，批准后通知设计单位做出设计变更，经建设方或院方确认后下发；此外，还要规定变更审核批准期，对于没有及时提交审核的变更不予确认。

3）严格现场签证管理

规范工程变更签证管理，按照国家及地方相关规定，结合项目实际情况，制订签证制度。同时，加强施工管理，督促施工方按图施工，严控设计变更洽商、材料代用、现场签证与额外用工等各种预算外费用。

5. 竣工验收阶段

（1）工程结算须严格按照国家相关文件与合同规定进行编制，同时必须审核工程结算依据，包括审核结算资料是否齐全、是否符合审价要求等。

（2）在审核工程结算书时重点关注其真实性、可靠性与合理性。除正常的工程费用，额外投资的费用，属于合同风险范围内的费用以及未按合同条款执行的工程费用等都需要坚决剔除。

2.3.6　进度管理

1. 报批进度管理

医院建设项目的报批内容比一般公共建筑多，前期报批工作推进不力会对总工期造成较大影响。在前期申报过程中，相关部门需积极与包括规划局、消防局、水务局、交运局、供电局、电信局、燃气公司、抗震办、防雷办、卫监所、疾控中心、市政部门、市环保部门、民防办、绿化局、交警总队、地铁运行公司和招标办等部门在内的多个部门进行沟通协调，这些部门的工作对于项目的顺利推进至关重要。通过请示汇报、联系协调及申请批复，保证项目扎实推进，如期开工。

2. 招标进度管理

（1）医院项目的招标进度是关系到总控进度能否实现的关键因素，医院项目的招标内容包括服务类、设备类、施工类等共约几十项招标内容，为减少招标的盲目性和随意性，根据总控进度计划和招标采购规划结合当地招标投标流程所需时间编制招标计划，以指导招标工作开展，避免因招标问题影响工程总体进展。

（2）招标采购计划的编制要与工程总进度计划相结合，根据总进度计划中的各专业施工进场时间推算合理的单项招标启动时间，其中，医院 5 大专业系统（医用纯水、洁净工程、医用气体、物流传输、污水处理）招标的启动时间需重点考虑。5 大专业系统涉及医院的使用功能、平面布局和流程，往往需要多轮反复论证。

（3）深化招采计划与深化设计的衔接管理须注意以下3个方面：

①深化设计与招采进度均应以满足施工进度为要求提前展开。在施工进度计划基础上，采用“倒排法”编制深化设计与招采计划，即由进度计划倒排招采计划，再由招采计划倒排深化设计计划。

②分部分项工程、医疗系统或医疗设备招采应充分考虑招标周期、材料设备生产及运输周期。

③应在充分考虑招标和设计周期基础上提前完成深化设计单位招标与二次设计相关工作。为避免后期返工导致工期延误，若该专业深化设计对与其有工序和工艺接口其他专业有影响，应在其他专业施工前完成相应深化设计工作。

（4）招标工作进度控制重点是对投标单位的选择，应综合考虑投标单位的资质、业绩、技术力量、机具设备状况、财务状况以及对项目的经验和熟悉度；此外还需评估各招标工作对后续项目进度计划的影响，将招标采购计划与工程建设项目总体进度计划相结合进行分析，并评估医院专项系统的单项工程招标启动和进展计划。

（5）为了确保项目按计划进行，可提前对部分影响后续施工的招标内容进行招标。例如，在施工图出图阶段，为了确保桩位图的准确性，提前对项目污水处理站、电梯、锅炉、冷冻机等进行了公开招标。特别是污水处理站的提前招标，为进行深化设计、减少地下室结构的改动及后续的施工创造了极为有利的条件。此外，较早地确定政府采购的电梯、冷冻机、锅炉等的技术参数，为设计施工一次完成创造了条件。在总包进场后，对玻璃幕墙、弱电等专业分包提前招标，避免因施工滞后、设计变更导致资金浪费。

3. 设计阶段进度管理

（1）在设计过程中，全咨管理方需与医院充分沟通，充分了解医院的功能要求，并协助其明确建设需求，帮助设计单位开展设计工作，加快设计进度，减少后期因医院方的需求问题导致的变更和延误。

（2）医院建设项目的设计包含方案设计、初步设计、施工图设计，人防、基坑围护、智能化楼宇、室内二次装饰、幕墙、景观等专业设计；医用净化、医用纯水、医用气体、污水处理、物流传输等专项系统设计以及供水、供电、燃气等配套设计。全咨管理方需提前规划各项设计的启动时间、设计周期以及出图时间等，编制科学的设计进度计划，避免设计漏项和设计滞后，保障总进度计划节点目标的实现。

（3）根据医院建设项目特点，在方案设计完成后，需要考虑医用净化、医用气体、物流传输等专项系统的设计要求。在初步设计时，需要对这些专项设计的要求进行整合，并在总平面图上体现液氧站、污水处理站的位置。功能上要考虑设备机房、专用管道井等，以便于后续施工。

（4）地下人防和基坑围护设计需要统一由设计单位进行管理，与主体工程施工图设计同步进行、同步完成。这样可以确保施工总承包招标时能够纳入其招标范围，提高施工效率。

4. 施工阶段进度管理

（1）制定详细的医疗设备进场计划。为保证医疗设备如期进场和正常使用，应积极协调施工单位与设备供应商的工作衔接，确定设备环境要求，进场节点、进场路线、吊装口等问题，根据整体施工进度计划及时制定医疗设备的进场计划。

（2）要做好分包工程进度与工程总进度的协调，医院项目包含的专业分包工程较多。将分包工程进度纳入总包进度计划体系，制定详细的进度计划，并实时监控各分包的完成情况，确保各项工作配合进展。

（3）确保工程设备与材料进场计划。材料是医院工程建设的物质基础，如果材料不能及时进场，应提前与供应商协商沟通，确定材料进场节点计划，按照计划时间送货到现场，避免因材料短缺导致的工程延误。

（4）满足医疗设备的特殊要求。医院工程中存在大量医疗设备，这些设备对结构、进场路线、吊装口、装修等方面均有特殊要求。需充分了解这些特殊要求，并在施工进度计划中特别考虑。例如，可以根据施工进度计划编制医疗设备的预留预埋计划和进场计划，确保设备在需要时能够及时进场并顺利安装。

（5）定期检查施工现场进度的实际完成情况。在上下道工序交接过程中及时组织人员对上道工序进行验收，保证下道工序的正常施工，促进施工进度及时完成，同时及时提醒总包单位施工进度滞后的工序，督促其采取有效措施抢回拖延的工期。

5. 调试验收阶段进度管理

项目施工完成后进入调试验收阶段，由于医疗项目系统较多，各系统单独调试完成后还需进行联合调试，整体调试工作量较大，各项验收此时也同步进行，需确保进度节点。

1）调试进度管理

医疗建设项目调试涉及空调、消防、医用气体、弱电、给水排水、电梯等大项，各个大项中又包含若干小项，根据建设规模大小所需调试时间有所不同。可要求总包单位统筹，各专业分包单独制定调试计划，以总进度计划为依据合理安排调试时间。

2）验收进度管理

（1）由于医院工程验收特点是在整体交付前须经过各科室专项验收合格移交后，才能办理整体交付。因此，在收尾阶段应根据各科室施工进度，分批邀请科室负责人验收以节约时间。

（2）提前编制工程验收计划。及时组织验收部门验收，尤其是人防验收、规划验收、消防验收、节能验收、质监、园林、绿色建筑、档案等重要专项验收，应提前做好沟通。

（3）总包单位在施工过程中做好自检工作，同时监理单位做好过程质量监督，为工程验收合格奠定良好基础。

（4）做好过程资料编制整理工作，做好各部分分项工程验收。竣工验收前尽早邀请城建档案馆专家到项目进行资料检查与指导，为竣工验收和资料交档做好准备。

2.3.7 施工管理

1. 质量管理

1）构建质量管理体系

（1）组织编制工程施工阶段质量管理规划，明确工程施工质量管理重点、要点及相关质量控制要求与验收标准。承包商编制的施工组织设计与施工专项方案应满足施工阶段质量管理规划的要求和标准。

（2）组织建立项目质量控制系统，督促各单位建立质控体系，并跟踪执行。

（3）编制质量分析报告、专项评估分析可能对项目质量产生重大影响的事宜。

（4）督促和检查工程质量控制工作。

（5）督促做好质量控制应急预案及实施。

2）工程材料质量管理

（1）施工阶段所需材料应考虑工程特点、材料性能以及施工的具体要求等因素进行选择，保证及时、按质、按量地供应施工阶段所需的各种材料，优选供应厂商和中间商，对供应厂家和中间商产品质量进行调查，严格检查进场材料的资质证明材料，并且建立质量档案跟踪制度和采购质量责任制，把责任落实到具体个人。

（2）监理单位应对进出场材料数量、质量、单据进行严格把关，采取适宜的检测手段或委托有资质的检测机构对施工材料开展质量检验检测，将所获得的检测数据与国家规定的材料标准及工艺规范进行对比，拒收凭证不全、数量不符、质量不合格的材料，同时做好检查登记。

（3）对于进场的物料，应做好存储和使用管理，避免因材料变质而造成质量事故。因此承包商要对材料进行合理调度，避免材料挤压且能保证其及时供应，不影响施工进度。

3）机械设备控制

（1）施工机械设备控制。在施工前要对所使用机械设备类型、性能参数与施工现场的环境和实际条件是否匹配进行检查测试，确认符合生产实际需求才可使用。

（2）工程项目设备控制。内容主要包括检查验收设备、检验设备安装质量、调试设备与试车运转等。

4）施工技术交底

（1）施工技术交底主要使参加施工的项目经理、工程技术人员、作业班组明确所担负的任务或作业项目的特点及技术要求、质量标准、安全措施，以便更好组织施工。

（2）全过程工程咨询单位严格督促施工单位严格设计交底制度，严格按施工图与规范进行施工。

（3）当遇到施工重难点时，全过程工程咨询单位组织施工单位与设计单位、监理单位、医院方共同商讨施工方案，以确保施工质量。

5）施工工序控制

（1）工序质量控制对象是影响工序质量的因素，主要内容包括：设置工序质量控制点，严格遵守工艺规程、控制工序活动条件的质量以及及时检查工序活动效果的质量等。全过程工程咨询单位督促施工监理对关键工序进行全过程跟踪，加强检查力度，在发现有不符合规范和设计要求的质量问题时，及时向施工单位提出口头或者书面通知，要求施工单位整改，并检查整改效果。

（2）施工方案应随施工进行，根据实际情况进行动态调整。在正式施工前，可多拟定几个施工方案。明确各方案优缺点，经反复论证比较选出最佳施工方案。

（3）对主要项目、施工难度较大项目和重点部位项目制定施工方案时，要对施工过程中可能出现的质量问题进行提前预案，以免真正发生时手忙脚乱，影响施工进度。

2. 安全管理

1）建立完善的现场安全管理体系

全过程工程咨询单位应与业主和施工单位共同建立项目安全组织管理机构与安全保证体系，配备足够的现场安全管理人员，落实安全文明措施费的投入和使用。建立安全管理制度，制定安全管理计划和方案，并确保有效运行。

2）安全风险源与安全隐患辨识

应对项目全过程建设的不同阶段进行风险识别，辨识危险源与安全隐患，建立风险识别清单，并依据清单采取针对性防范措施。

3）开工前安全检查

建设方会同监理部门对项目展开开工前安全检查：施工组织设计中是否有安全措施、施工机械设备是否配齐安全防护装置、安全防护措施是否符合要求、施工人员是否进行安全教育和培训、施工方案是否进行交底、是否建立施工安全责任制、施工中潜在事故和紧急情况是否有应急预案等。

4）严格进行安全生产条件核查

严格进行安全生产条件核查，对现场安全管理成效进行评估检查与管理。核查内容包括但不限于：安全生产管理制度及操作规程报批情况、安全组织机构、管理机构报批情况、安全管理人员到位和持证情况、施工组织设计中安全技术措施和施工现场临时用电方案编制审批情况、危险性较大分部分项工程专项施工方案编制报批情况、安全生产费用清单报批情况等。

5）严格执行危险性较大分部分项工程审批论证制度

对于危险性较大分部分项工程，业主应会同全过程工程咨询单位或监理单位督促施工单位在实施前，单独编写专项施工方案并报监理单位审核。对于超过一定规模的危险性较大的分部分项工程，施工单位应组织召开专家论证会对专项施工方案进行论证。

6）加强材料进场验收

严格按专项施工方案要求对进场材料、构配件与设备进行验收。对需要复验的材料、构配件与设备按要求见证取样。验收合格的，签署准予进场意见；验收不合格的，特别是钢管以及有防火阻燃要求的材料应严禁使用，予以退场。

7）严格安全管理过程控制

（1）核查现场特种作业人员持证上岗情况，建立特种作业人员登记花名册。

（2）对需要验收的安全项目，严格组织验收，大型机械设备须办理使用登记证明。危险性较大分部分项工程须建立验收标识牌和公告牌。

（3）检查并确认施工单位的防范措施和应急方案，对施工单位的违章指挥与违章作业进行纠正和制止。

（4）通过日常巡视、专项巡查、旁站与专项检查等方式加强过程管理，排查安全隐患并进行督促整改落实。

（5）定期举办安全例会和各种安全专题会议，并监督施工单位将安全工作落实到位。

（6）对高大模板拆除、大型机械设备拆除、脚手架拆除等作业，严格检查施工方案执行情况，实施旁站监理。

2.3.8　竣工验收管理

1. 竣工验收条件

（1）施工单位完成设计与合同约定的各项内容。

（2）施工单位应在工程完工后对工程质量进行自检，确认工程质量符合有关法律法规与工程建设强制性标准，符合设计文件及合同要求，并递交工程竣工报告。该竣工报告经项目经理和施工单位负责人审核签字、盖章。

（3）监理单位应具有完整的监理资料，对工程质量进行评估并提交工程质量评估报告。该报告须经总监理工程师和监理单位负责人审核签字、盖章。

（4）勘察、设计单位应对勘察、设计文件及施工过程中由设计单位签署的设计变更通知单进行检查，并提交质量检查报告。该报告须经勘察、设计负责人和设计、勘察单位相关责任人审核签字、盖章。

（5）项目应具有完整的技术档案和施工管理资料。

（6）应具有工程施工的主要建筑材料、建筑构配件和设备出厂合格证、进场试验报告以及工程质量检测和功能性试验材料，以及施工单位签署的工程质量保修书。

（7）建筑各系统联动调试完毕。

（8）获得消防、环保等部门出具的准许使用文件。各用房取得室内空气环境质量检测合格文件。

（9）建设主管部门及质量监督机构责令整改的问题已全部整改完成。

2. 主要验收内容

1）国家安全验收：该验收由医院项目所在地国家安全局组织。一般对建设项目的通信、监控、音响、报警、识别查验等弱电系统、办公自动化系统、信息网络系统或技术防范设备、设施等内容进行核查。

2）防雷装置验收：该验收由医院项目所在地气象局组织，主要根据防雷建筑物类别，主要会对接地装置、引下线、均压环、浪涌保护器、接地电阻值等方面进行重点检测。应注意的是，在项目建设初期应将防雷装置设计资料报送气象局办理《防雷装置设计核准意见书》，该环节在设计、施工阶段易被忽略。

3）节能验收：该项验收由医院项目所在地建设局组织；主要验收内容为墙体、幕墙、门窗、屋面、地面、供暖、通风与空调、空调与供暖系统的冷热源及管网、配电与照明、监测与监控等建筑节能工程；当建筑节能分项工程的工程量较大时，将分项工程划分为若干检验批进行验收；评审依据为建筑图纸节能设计专篇和施工图审查时的“公共建筑节能设计审查备案登记表”以及热工计算书等相关材料。

该验收一般由医院项目所在地建设部门组织相关专家以召开评审会的形式开展，会前编制节能验收评审报告书，验收现场评审专家根据验收标准，结合评审报告书、现场实际情况进行评审。此外，外墙保温和屋面保温施工属于隐蔽工程，一般在保温材料施工阶段邀请建设局节能部门人员来现场检查材料类别和厚度等指标是否满足设计要求，并将材料合格证、检测报告和施工影像资料等一同放入节能验收评审报告书。

4）规划验收：该项验收由医院项目所在地规划局组织；规划部门的验收重点主要是核对建设工程规划许可证、建筑专业报审图纸数据与竣工验收报告书上的现场测量指标是否一致。在规划验收现场察看前，建设单位一般先委托具有资质的勘测部门对建筑物位置、立面、层高、面积、使用功能等指标进行测量，并编制规划竣工测量报告书；该阶段同时可申请院区景观、绿化同步验收。

5）环保验收：该项验收由医院项目所在地环保局组织；环保验收前要委托有资质的第三方（需具有省级质量技术监督部门认定的计量认证证书）对建设项目现场指标进行验收监测并编制验收监测报告。

针对医院建设项目，监测数据主要包括水、气、声 3 个方面的内容。水指标主要包括院区供水、雨水、污水等。院区管网施工采取“雨污分流、清污分流”的原则，污水排放为检测重点，要求医院在污水处理站排放末端安装化学需氧量（COD）在线监测系统，数据采集指标实时上传到市环保局监测平台。气体包括锅炉房废气、汽车尾气、污水处理站臭气、餐厅油烟及燃料废气，检验科和病理科等科室废气等，其中检验科和病理科等科室废气、餐厅油烟排放为检测重点。噪声主要为设备噪声及汽车鸣笛声。同时建设项目中防治污染的设施，应当与主体工程同时设计、同时施工、同时投产使用。防治污染的设施应当符合经批准的环境影响评价文件的要求，不得擅自拆除或者闲置。

6）消防验收：该项验收由医院项目所在地住房和城乡建设管理部门组织，一般分为 2 个阶段：

（1）第一阶段验收为委托有资质的第三方对建筑消防自动设施进行的检测；主要从火灾自动报警系统、消防供水系统、消火栓、消防炮系统、自动喷水灭火系统、机械排烟系统、火灾应急照明和疏散指示标志系统、消防应急广播系统、防火分隔设施与漏电火灾报警系统等方面进行检测。

（2）第二阶段为当地住房和城乡建设管理部门工作人员到现场核查验收，现场验收主要分为两部分：首先是对相关消防设备验收，如检测防火门、消火栓、水带、灭火器及应急灯等消防器材是否完备；其次则是检查现场疏散标志是否明确、疏散半径是否满足规范要求、各种管道井及开洞防火泥封堵是否密实、排烟口风力是否达到了设计要求、建筑物周围是否具有满足消防车通行和转弯的消防车道、是否具有消防登高扑救场地等内容。

7）人防验收：该项验收由当地人防质监站组织；验收内容主要核查人防工程是否按经审查的人防设计图纸施工以及人防设备是否安装到位；应注意人防工程图纸设计、审图机构、监理公司等均需委托具有人防资质的单位。

8）竣工验收：竣工验收是全面考核建设工作，检查是否符合设计要求和工程质量的重要环节，也是医院正式运营的一个必备条件，对促进建设项目及时投产，发挥投资效果，总结建设经验有重要作用。工程竣工验收须在建设单位已取得政府有关主管部门（或其委托机构）出具的工程施工质量、消防、规划、环保、城建等验收文件或准许使用文件后进行。

一般由施工单位向建设单位提交签署总监理工程师意见的工程竣工报告，建设单位认为具备验收条件后组织勘察、设计、监理、施工等责任主体组成验收小组，制定验收方案，组织工程竣工验收。验收会上，各相关单位分别汇报工程合同履约情况和工程在建设各个环节执行法律、法规和工程建设强制性标准的情况，审阅工程档案资料，实地查看工程质量，对工程勘察、设计、施工、设备安装质量和各管理环节等方面做出全面的评价，形成经验收组人员签署的《建设工程竣工验收报告表》，整个验收过程由质量监督站参与。

第3章　大型医疗设备用房前期策划咨询管理

3.1　方案规划咨询

3.1.1　医疗设备配置依据

（1）按照原卫生部印发的《医疗卫生机构医学装备管理办法》《大型医用设备配置与使用管理办法》，以及国家卫生健康委印发的《甲类大型医用设备配置准入标准》《乙类大型医用设备配置标准指引》配备相关的学科设备。

（2）大型综合医院需配备更加齐全和先进的医疗设备，包括各类影像设备、手术设备、检验设备等，而基层医疗机构则可根据实际需求配置基本的医疗设备，以满足基本的医疗需求。医院应该根据自身的规模和等级来开展医疗设备配置，避免过度配置或者配置不足的情况。

（3）不同的专科需要不同的医疗设备支持，例如心内科需要心电图机、心脏彩超等设备，骨科需要 X 射线、CT 等设备。医院应该根据各专科临床需求来合理配置医疗设备，以满足医生诊疗和患者治疗的需要。

（4）随着医疗技术的不断发展和医院规模的扩大，医疗设备配置也需要不断更新和完善。医院应根据未来的发展规划来进行医疗设备的配置，避免设备更新换代不及时或者配置过时设备的情况。

3.1.2　医疗设备配置要求

（1）医院必须配备卫生行政部门批准开设的相应诊疗科目。

（2）使用大型医用设备的医师、操作人员、必须接受相应的岗位培训，取得与所用大型医用设备相关的资质后，方可上岗。

（3）医院的业务用房、水电、防护、环保等基础设施条件应满足相关要求。

（4）设备选型要注重经济、适用。医院应依据阶梯配置原则配置适宜机型，提高设备功能利用率。配置研究型机型时，应具备较高水平的相应重点学科和人才队伍。

（5）在设备的使用过程中应严格遵守操作规范和诊疗指南，并具备完善的医疗质量控制和保证体系。

3.2　大型医疗规模策划

为了确保医疗设备的高效运作，满足医疗服务的日益增长需求，制定科学、合理的建筑规模策划至关重要。大型医疗设备区建筑规模的策划需考虑以下几点：

（1）对医疗设备的种类、规格、数量、建筑面积进行详尽的需求分析，详见表 3-1，设备区规模可参考《综合医院建设标准》建标 110—2021。

表 3-1　综合医院大型医用设备房屋建筑面积指标（m^2）

设备名称	单列项目房屋建筑面积
正电子发射型磁共振成像系统（PET-MR）	600
X 射线立体定向放射治疗系统（Cyberknife）	450
螺旋断层放射治疗系统	450
X 射线正电子发射断层扫描仪（PET-CT，含 PET）	300
内窥镜手术器械控制系统（手术机器人）	150
X 射线计算机断层扫描仪（CT）	260
磁共振成像设备（MRI）	310
直线加速器	470
伽马（γ）射线立体定向放射治疗系统	240

注：1. 本表所列大型医用设备机房均为单台面积指标（含辅助用房建筑面积）。
2. 本表未包括的大型医疗设备，可按实际需要确定面积。

（2）考虑未来设备升级换代的可能性，建筑设计中应预留相应的扩展空间。

（3）考虑配套医疗设备空间，例如直线加速器需配备 CT 模拟定位机，重离子质子放射治疗需配备放疗专用 CT 模拟定位机，配备 CT、PET-MR、PET-CT 等影像诊断设备，配备可开展高精度放射疗线法（IMRT）、图像引导放射治疗（IGRT）、立体定向放射外科/立体定向体放射治疗（SRS/SBRT）的直线加速器不少于 2 台等。

3.3　大型医疗设备用房选址及空间尺度需求策划

3.3.1　大型医疗设备用房选址策划

1）大型医疗设备用房选址需根据设备要求、预评价、环境影响评价、控制性评价等综合考虑进行策划。根据医疗设备使用人群，一般选址在邻近门诊或住院建筑的地下空间，方便门诊患者、住院患者到达，并远离儿科、妇产科诊疗区及人流密集区域。

2）大型医疗设备机房在最初选址时，首先要广泛听取使用科室、设备厂商及生态环境部的意见，使得机房环境既能满足设备安装与使用要求，还充分考虑到设备对周围环境的影响。在充分调研和论证的基础上，制定出切实可行的规划方案。争取做到既满足临床使用要求，又能满足整体统一、方便合理、环保节能等各方面的要求。

3）当前医院大楼高层建筑较多，为便于设备运输、安装及使用，大型医疗设备机房一般考虑安置在大楼的底层，但不宜安装在地下室，具体原因如下：

（1）地下室作为人防设施，其特殊需求往往与大型医疗设备机房设计要求冲突。例如人防设施往往根据不同功能将整个区域划分成几个不同人防单元，每个单元都要求采用专用人防设施进行封闭，给设备安装、运输及使用带来诸多困难。同时，由于人防设计要求的特殊性，还会给机房布局、通风、空调等设计施工带来很多意想不到的问题。此外，人防设计及医院大楼主体设计单位往往分属于不同公司，为协调二者矛盾在施工时容易频繁地变更设计，会徒增大量物质、时间成本。

（2）将医疗设备安置于地下无自然光通路，不利于患者和工作人员身心健康，尤其是接受核医学诊断或治疗的病人，往往需在密闭地下空间内停留较长时间，这会给他们带来精神上的紧张与压抑感，不符合人性化的设计。《民用建筑设计统一标准》GB 50352—2019规定医疗建筑的采光参照《建筑采光设计标准》GB 50033—2013，该标准对医疗建筑的走道、卫生间、治疗室、医护办公室、候诊区等区域均有可见自然光要求。同时，机房建于地下，出现高湿度情况的几率明显高于地上，若医院处于多雨地带则影响更加严重，直线加速器、PET-CT、单光子发射计算机断层显像与计算机断层成像融合（SPECT-CT）等大型医疗设备，在高湿度环境下易产生故障，从而缩短设备的使用寿命。

（3）污物池多建于院内建筑的最底层。若将机房与治疗区安置于地下则大概率会与污物池相邻。若遇设备故障，极易因通风不畅造成整个治疗区空气质量快速变差，患者及医护人员的诊疗环境恶化。地下室缺少自然通风，设备机房内虽有强制排风系统，但随着设备老化，通风质量往往无法保证，易导致臭氧、氮氧化物和氡等有害气体浓度超标，对患者造成伤害。同时，医务人员常年在地下工作岗位，身心健康更是不能保障。

（4）地下室普遍是大空间、小进口、小出口的“闷罐式”设计，步梯和电梯的空间狭小，患者进出诊疗区域不便，若遇到突发事件，例如火警、水警等，极易出现患者和工作人员疏散困难状况，造成生命财产损失，位于地下二层或三层将更为严重。地下排水依赖于动力装置，遇到水量突增或者断电状况，进水难以及时排出，若大型医院地下室被淹灌，则数十亿元大型设备可能全部报废，造成巨大损失。

4）医疗设备运行时会对周边环境产生噪声、振动、辐射等影响，因此在设备用房布置时应关注周边用房情况，避免产生相互影响。例如核磁共振设备会产生噪声与振动，应避免与听力测试等其他设备相邻，同时电梯、轨道车、汽车等金属移动设施也会影响核磁共振成像。PET、CT 等设备运行时会有不同程度辐射产生，周边及上下层需要避免孕产妇、儿童诊所服务场所。高压电气设备在运行时会产生谐波，在设备用房布置时一定要注意其他设备用房，例如消防控制室、弱电机房、医疗设备等易受谐波干扰的房间布置，须拉开两者间的距离。

3.3.2　大型医疗设备机房空间尺度需求策划

（1）设备机房空间尺度需考虑设备本身尺寸、安装空间、运行空间、使用空间等因素，并预留设备运输通道和维修空间、若设备安装在二层以上则还须考虑吊运通道进出位。房间布局应确保医疗设备能够便捷、安全地进出，同时优化医护人员工作流线、患者检查流线，提升空间利用率。对有特殊运行要求，例如需要恒温、恒湿、防尘、防磁等条件的设备，需要在空间策划中给予特殊考虑。

（2）设备安装运输通道需考虑运输便捷性、安全性，需提前与设备厂家沟通预留通道尺寸、吊装口尺寸、起吊点空间、门洞尺寸，并留有余地。

3.4　大型医疗设备结构要求策划

在医疗建筑项目设计过程中，结构设计师作为建筑设计的配套专业人员，需综合考虑医疗建筑的结构体系、荷载的具体取值、功能要求的特殊性，做好医疗设备的结构设计策划，并在设计过程中提出一系列预见性问题及解决方案，以增强设计配合，最大程度上减少设计返工，降低工程成本。

1）做好结构设计策划及结构统一技术措施

（1）在结构设计之初，应选择合理的结构体系，并确定好安全和经济的梁、板、柱结构尺寸。

（2）医疗建筑的结构抗震设计应满足更高的要求，因此须了解各地对于医疗建筑抗震的特殊规定。

（3）布置结构荷载时，对不同医疗功能房间进行归类整理，充分预留好大型医疗设施的荷载，同时综合考虑后期设备扩容预留荷载。

（4）在施工图设计过程中，应注重医疗建筑结构的楼板、墙体、设备运输安装等方面的特殊细节。

2）加强专业配合，细化结构设计方案

医疗建筑内部存在着复杂的工艺流程，有着大量不同功能的房间，室内所配置的仪器设备也各不相同。因此对于医疗建筑而言，其荷载取值具有一定的特殊性。对于结构设计专业而言，需要尽可能细致和合理地确定各功能房间的荷载。结构设计专业应根据建筑图、设备图提资，预留好房间特殊荷载与屋面重型设备的荷载，避免荷载漏考虑的情况出现。其中CT、数字化X射线摄影（DR）、MRI、高压氧舱等房间荷载较大，一般设置在地下室顶板或首层地面等承载能力较强同时也方便设备进行运输安装的位置；同时，结构设计及施工时应考虑设备的吊装及运输通道的预留，确保规避返工及后期加固的风险。另外，医疗建筑设备经厂家深化后，可能会存在一定调整；同时，由于医院未来发展及后期规模的扩大，机电与医疗设备一般会进行扩容，在结构设计时应与各专业协商，适当预留一定的安全余量。基于医院可持续发展的角度，对医疗建筑内的机电设备用房、一些大型医疗设备用房及屋面设备集中堆放处，其相应的活荷载取值或结构配筋应适当予以提高。

3.5 设备房间需求策划

3.5.1 屏蔽防护要求

1. 确定屏蔽防护类型

根据设备的不同，确定屏蔽防护类型为放射防护或电磁屏蔽。

2. 确定屏蔽防护材料、做法

在选择屏蔽防护材料时，必须从材料的防护性能、结构性能、稳定性能和经济成本等方面综合考虑。防护性能主要是指材料对辐射的衰减能力，具体表现为达到某一预定的屏蔽效果所需材料的厚度和重量。此外，还应考虑所选材料在衰减入射线的过程中不产生贯穿性的次级辐射，即使产生次级辐射，也应该非常容易被吸收。屏蔽材料除应具有很好的屏蔽性能外，还应成为建筑结构的部分。因此，屏蔽材料应具有一定的结构性能，包括材料的物理形态、力学特性和机械强度等。为保持屏蔽效果的持久性，要求屏蔽材料稳定性能好，具有抗辐射的能力，且当材料处于水、汽、酸、碱、高温等环境时，能保持良好的屏蔽效果。

3.5.2　暖通要求

在医疗建筑大型设备机房设计中，暖通设计师需要做好需求策划，并在设计过程中提出一系列预见性问题及解决方案，以增强设计配合，最大程度上减少设计返工，降低工程成本。结合建筑平面与使用需求选择合适的空调系统，提供稳定、高效的供暖和制冷功能，确保医疗设备能够稳定运行，并保证医护人员与患者的舒适性。

（1）作息时间要求：不同功能的大型医疗设备由于科室不同，使用时间也不尽相同，空调设计应满足使用时间需求。

（2）特殊需要：MRI 机房等在通风排气等方面有特殊要求。

（3）恒温恒湿：MRI、信息中心机房等需要恒温恒湿。

3.5.3　给水排水要求

在进行排水设计时，需要考虑以下几个方面：

（1）需要了解医疗设备对排水系统的具体需求，包括水的质量和流量，以及是否需要特殊的排放处理等方面。

（2）需要遵循当地的建筑规范和卫生标准，确保排水设计满足所有相关的法律法规要求。

（3）需要合理安排医疗设备用房的空间布局，确保排水管道的走向和位置既不影响设备的正常运行，也不妨碍医护人员的操作。

（4）需要根据具体情况选择合适的管道材料和排水设备，以确保系统的耐用性和安全性。

（5）需要设计合理的维护管理计划，便于日常检查和维护，防止排水系统出现问题影响医疗设备的正常使用。

（6）需要设计备用排水系统，以便在主系统发生故障时，能够快速切换，确保医疗设备用房的正常运行。

为确保排水设计的有效性和安全性，建议与专业的设计团队和工程顾问合作，听取专业团队的设计方案和优化建议。同时，医院管理层也应该参与到设计过程中，确保设计方案符合医院的实际需求和预期目标。

3.5.4 电气要求

大型医疗设备应充分掌握设备的技术性能以及对配电设计的要求，根据不同设备的工作特点及医疗工艺需求进行配电设计。

大型医疗设备应采用专用回路供电，不同医疗设备对于供电回路数的要求不同。一般诊疗用的X射线机采用专用的两路电源回路末端配电箱自动切换后供电。对于MRI、CT、DSA、LA、SPECT-CT、PET-CT等设备，除了主机本身采用两路电源回路末端自动切换供电外，其辅助设备，例如冷却系统供电设备也应采用专用回路从低压配电屏直接配出供电。MRI、CT、DSA设备的冷却系统一般采用专用空调，LA、SPECT-CT、PET-CT设备的冷却系统一般采用专用水冷机。将这些设备分开供电是为了避免辅助设备的启停引起的波形失真和电压波动干扰医疗设备的图像质量。上述医疗设备主机停机后，辅助冷却系统仍需继续为主机设备降温。虽然规范中没有对辅助设备用电负荷等级进行明确，但辅助设备电源故障将造成主机设备的损坏，因此对其供电的可靠性要求较高，实际中建议仍采用两路电源回路末端配电箱切换后供电。

3.5.5 智能化要求

大型的医疗设备属于比较精密的仪器，如果没有通过远程的协调管理，现场的安装、调试、运行如果没有配套到位可能占用工程师大量时间。使用医疗仪器的医务人员与护理人员往往无暇顾及仪器的状况，仪器一旦出现故障不可能及时被发现进行维护处理，严重情况下可能会影响患者的医疗情况，造成不可挽回的结果。因此通过远程监控、维护大型医疗设备的使用状况势在必行，通过设备远程监控实时观测设备的运行状况、报警信息，确保技术人员可以及时对设备进行维护，让设备能够一直的正常工作成为目前医院继续解决的问题。

智能化需要预留各类设备接入的网络条件。从物联网解决方案的角度，一套完整的医疗设备远程监控系统由数据采集、数据传输和数据监控3部分构成，在整个系统中数据传输阶段起到不可替代的作用。

3.5.6 消防要求

1. 系统设计

消防水系统应该根据科室的具体需求和设备特性进行设计，包括自动喷水灭火系统、水雾灭火系统、气体灭火系统等。系统设计需要遵守当地的消防法规和标准，同时考虑到科室的特殊情况进行针对性设计，例如需要最小化水损以保护设备。

2. 灭火性能

消防水系统需要具备迅速灭火的能力，以减少烟雾和有毒气体的产生，同时尽量避免对放射科设备造成损害。水雾系统相较于传统的喷水系统，具有更好的灭火效果和较小的水损。

3. 检测和报警

科室内应安装有火焰探测器和烟雾报警器，以便在火灾初期及时发现并触发报警，启动消防水系统。此外，系统还应配备自动和手动启动功能，以应对不同的紧急情况。

4. 维护和检查

为确保消防水系统的有效性和可靠性，医院应定期对其进行维护和检查。包括检查喷头、阀门、泵和其他组件是否正常工作，并测试系统的整体性能确保水源供水充足。

5. 培训和演练

医院的工作人员需要接受有关消防水系统操作的培训，并定期进行火灾应急演练。确保在真实的火灾情况下，人员能够迅速、正确地使用消防水系统。

6. 整合与控制系统

消防水系统应与医院的其他安全系统相整合，例如，火灾发生时，可能需要协同使用消防水系统和其他系统，如气体灭火系统、通风系统等，以最有效地控制火情。

3.6　大型医疗设备发展空间策划

3.6.1　技术前瞻性分析

首先，需要对医疗设备的技术发展趋势进行前瞻性分析。了解当前医疗设备的技术特点、发展趋势以及未来可能出现的新技术、新设备，可通过采用关注行业内的权威报告、研究论文、科研成果、专业展会等方式获取。

3.6.2　空间预留与模块化设计

在空间策划时，应预留出足够的空间用于未来设备的升级和更新，可通过采用模块化设计的方式实现，即在设计时将空间划分为不同的模块，每个模块对应一种或一类设备。当设备需要升级或更换时，只需对相应的模块进行调整，而无须对整个空间进行大规模改动。

3.6.3 灵活性与可扩展性

空间策划应具备一定的灵活性和可扩展性，以适应未来可能出现的技术变革和设备更新，可通过采用可拆卸、可重组的设计方案，或者预留出额外的电源、网络接口等基础设施来实现。

3.6.4 数量及功能应有前瞻性规划

为避免医院设备数量和服务功能无法满足建成后日益增长运营实际需求，成为限制医院运营发展的关键问题，从而影响医院运营秩序和使用体验，甚至影响医疗与生产安全、服务能力与效益等问题。在医疗设备规划设计时应有前瞻性思维，通过预留足够数量及安装扩容能力，以便更好满足医院发展需求。

3.6.5 应为未来先进设备预留安装条件

大型医疗设备与医院未来发展联系紧密，是医院保持持续稳定发展的关键因素。而医疗设备每隔 5 年都会有新一代更先进的型号出现，因此医疗设备规划需预留未来先进医疗设备的安装空间，保障医院长期可持续发展。同时，还要兼顾考虑医院现有设备安装空间的可改造能力，预留未来设备更新换代空间。

第4章　大型医疗设备辐射防护管理

伴随着医疗体系的不断完善，为提高诊断治疗水平，国家对医疗设施设备的投入逐步加大，综合医院建设项目必须配置中大型放射诊疗设备。医疗设备在提高诊疗水平的同时，也来了一定辐射影响，为降低大型放射诊疗设备对环境、人员（从业、公众）的不利影响，应该在医院项目建设过程中完成建设项目辐射环境影响评价与职业病危害放射防护评价。

4.1　基本概述

4.1.1　建设项目辐射环境影响评价

建设项目辐射环境影响评价指对含射线装置、放射性同位素以及电磁辐射建设项目实施后可能造成的环境影响进行分析、预测和评估，并提出预防或者减轻不良环境影响的对策和措施的评价。

根据《建设项目环境保护分类管理名录》等规定，对环评实施分类管理，建设单位应根据项目具体情况编制环境影响评价登记表、环境影响评价报告表和环境影响评价报告书 3 类。因此建设方应提前了解当地政策并咨询相关专业技术服务机构，以便确定评价类别。

4.1.2　职业病危害放射防护评价

职业病危害放射防护评价分为建设前的预评价和建设完成投用前的控制效果评价。需要在项目开建前、项目竣工验收、设备安装完成等不同阶段分别完成，以保证大型医疗设备的正常验收与使用。

职业病危害放射防护预评价指在建设项目可行性论证阶段，对电离辐射所致工作人员健康影响的分析和对放射防护设施与措施的适宜性的评估，有助于预防、控制辐射危害论证建设项目在放射性职业防治方面的可行性，为建设单位改进和完善放射防护设计、安全防护措施和卫生行政部门的防护设施设计审查提供依据。

放射防护控制效果评价指对放射防护设施或措施进行是否符合法律、法规、标准以及预评价报告内承诺的内容是否做了严格落实的评价。该评价有助于确定建设项目在放射性职业病防治方面的落实程度，以确保相关人员的职业健康和防护安全。在建设项目竣工验收时，其职业病防护措施应经卫生行政部门验收合格后，方可投入临床使用。

预评价同样执行分类管理（是否需组织专家评审）、分级审批。因此，建议建设方提前谋划、咨询属地或专业评价机构对项目的管理要求。

对拟建设项目的放射防护设施和防护措施进行评价，有助于预防、控制辐射危害，论证建设项目在放射性职业防治方面的可行性，为建设单位改进和完善放射防护设计、安全防护措施和放射卫生管理提供指导性建议，保障放射工作人员和公众的职业健康与安全，对辐射源利用可能，以及对工作人员健康造成影响进行评价。

4.2 评价目的与依据

4.2.1 评价目的

1. 辐射环境影响评价（辐射环评）的目的

辐射环评是一种环境影响评价，通过评估和分析辐射环境可能产生的影响。达到防止辐射环境对人体健康和生态环境造成潜在的伤害的目的。

2. 职业病危害放射防护评价

1）职业病危害放射防护评价（放射预评）的目的

对拟建设项目的放射防护设施和防护措施进行评价，有助于预防、控制辐射危害。通过论证建设项目在放射性职业防治方面的可行性，为建设单位改进和完善放射防护设计、安全防护措施和放射卫生管理提供指导性建议，保障放射工作人员和公众的职业健康与安全，对辐射源利用可能对工作人员健康造成影响进行评价。

2）职业病危害放射防护评价（放射控评）的目的

对建设单位进行职业病危害控制效果进行评价，验证放射防护设施或措施是否符合法律、法规、标准和预评价报告要求。有助于对建设项目放射防护设施和防护管理措施进行评价，确定建设项目在放射性职业病防治方面的可行性，保障相关人员的职业健康和防护安全。在建设项目竣工验收时，其职业病防护措施经卫生行政部门验收合格后，方可投入临床使用。

4.2.2　评价依据

评价依据设立的法律依据详见表 4-1。

表 4-1　评价依据

序号	评价类型	法律、法规、条例	发布部门	备注
1	放射场所环境影响评价	《环境保护法》《环境影响评价法》《放射性同位素与射线装置安全许可管理办法》《放射性同位素与射线装置安全和防护条例》	全国人大、国家环保局（现生态环境部）	以下简称辐射环评
2	放射诊疗建设项目职业病危害放射防护预评价/放射诊疗建设项目职业病危害控制效果放射防护评价	《职业病防治法》《放射诊疗建设项目卫生审查管理规定》	全国人大、国家卫生健康委	以下简称预评/控评

注：1. 以上仅罗列主要法规、条例。
2. 法规、条例对各个评价的规定、要求不做赘述，可自行查阅。
3. 预评/控评也合称为卫评、职评等。

4.3　评价工作流程

4.3.1　辐射环境影响评价（辐射环评）工作流程

建设项目在完成环境影响评价报告（大环评）后，需再进行该建设项目辐射环境影响评价（辐射环评）。通常来讲，辐射环评工作一般在项目初步设计阶段同步启动，常规流程为：建设单位委托第三方评价机构进行现场调查、测量，获得相关数据后编制评价报告；初稿完成后进行专家评审，并根据专家评审意见进行修改，修改后将报送稿报送至环境生态部门审批；待拿到《环境影响评价文件审批意见》批复后，工程开建，工程建设完毕和设备安装调试完毕后申请验收。

同时，在设计阶段以第三方评价机构出具的评价报告为依据进行防护设计的，需根据防护设计的要求，在建筑、结构等专业的配合下进行调整。

4.3.2　职业病危害放射防护评价的工作流程

1. 职业病危害放射防护评价（放射预评）的工作流程

建议在建设项目辐射环评通过后进行放射预评工作，第三方评价单位或专业设计单位应在初步设计阶段向设计单位提供相应的设计要求。常规流程为：第三方评价单位准备相应的资料后编制报告；完成初稿后进行评审，评审后根据专家意见修改，修改后报送卫生行政部门审批；拿到批复后建设项目工程方可动工。

2. 职业病危害放射防护评价（放射控评）的工作流程

建设单位在取得预评价批复，工程建设完成且设备安装调试完成后进行验收。常规流程为：第三方评价单位编制“职业病危害控制效果放射防护评价”初稿，控评报告书初稿提交专家组审查；专家组进行现场实地查检检测合格（如不合格需整改后复检）并提供相应的资料对报告进行修改及补充；最终报卫生行政部门审批，申请竣工验收。《控评报告书》《审查意见》和《辐射安全许可证》由建设单位报送卫生行政部门验收合格，取得《放射诊疗许可证》后，大型设备方可正式投入临床使用。

4.4 评价资料准备

4.4.1 辐射环境影响评价（辐射环评）资料准备

以浙江省为例，结合已经完成的辐射环评项目资料总结，编制评价报告和验收工作需要提交主要资料如下：

1. 辐射环境影响评价（辐射环评）编制评价报告所需资料

（1）环评委托书、合同、公告。

（2）项目立项批复文件。

（3）医疗机构营业文件。

（4）医院建设项目环评文件。

（5）医院总平面布置图。

（6）各辐射装置所在楼层（以及上下层）的平面图。

（7）医院各辐射装置的清单及其技术参数。

（8）核素使用情况。

（9）辐射工作人员数量，辐射安全培训情况。

（10）核医学项目需提交核废液处理流程（附图纸）。

2. 辐射环境影响评价（辐射环评）验收资料

辐射环境影响评价（辐射环评）验收资料应在建设工程竣工、放射设备安装完成后提交，并申请环评验收。提交材料如下：

（1）辐射项目环境影响评价报告。

（2）生态环境部对环境影响评价报告的批复。

（3）辐射安全许可证正、副本复印件（如原持有）。

（4）与辐射项目有关的设计或安装图纸及情况说明。

（5）辐射设备台账。

（6）制定符合国家法规要求的辐射安全管理规章制度。

（7）辐射工作人员经环保部门培训证明。

（8）辐射工作人员个人剂量和职业健康档案。

（9）监测及防护设备清单。

经环评验收合格后，需填写《建设项目环境影响登记表》，通过国家核技术利用申报系统上向审批部门进行申报。

3. 申领（辐射安全许可证）资料准备

通过环评验收并且完成相关材料申报后，可进入《辐射安全许可证》申领程序。《辐射安全许可证》申请或核发，提交材料如下：

（1）辐射安全许可证申请表。

（2）企业法人营业执照正、副本。

（3）经审批的环境影响评价文件。

（4）各项辐射管理规章制度。

（5）有完善的辐射事故应急措施。

（6）放射性同位素与射线装置申报登记表。

（7）辐射安全工作责任书。

（8）工作人员辐射安全培训证书一览表。

（9）其他相关材料。

建设项目单位须同时向省生态环境厅行政审批受理中心进行申报，由省环保厅颁发《辐射安全许可证》。建设单位需将《辐射安全许可证》、“职业病危害控制效果放射防护评价”报告书及专家技术审查意见一并提交给卫生行政部门。

4.4.2　职业病危害放射防护评价资料准备

1. 职业病危害放射防护评价（放射预评）资料准备

根据《放射诊疗建设项目卫生审查管理规定》的要求，对放射危害严重类（放疗、核医学）的建设项目，应编制评价报告书，对放射危害一般（普放，含 DSA）类的建设项目，应编制评价报告表。

建设单位在建筑设计图纸中基本确定放射诊疗区域、平面布局后，在各机房安装放射设备额定容量的可行性论证阶段，需进行放射防护设施和措施的预评估，委托第三方评价单位评价机构进行可行性放射性职业病危害预评价。须向第三方评价单位评价机构提交相关材料如下：

（1）项目所在地卫生健康委同意设置医院批复文件。

（2）《医疗机构执业许可证》正副本。

（3）建设项目立项批复。

（4）建设项目可行性研究资料。

（5）工艺流程说明。

（6）建设项目放射防护的设计方案及说明。

（7）建设项目辐射环境影响评价报告表/书。

（8）建设项目地理位置图。

（9）建设项目的总平面布置图。

（10）放射工作场所平面布置图。

（11）设备清单。

（12）放射防护管理制度。

（13）放射工作人员基本资料。

（14）职业健康检查报告。

（15）个人剂量检测报告。

（16）其他相关材料。

第三方评价单位编制“职业病危害放射防护预评价”，需组织专家组对预评报告书进行审查，取得“专家技术审查意见”，后报送至项目所在地卫生健康委审批，最终获取卫生健康委《预评价审核意见书》批复。

2. 职业病危害放射防护评价（放射控评）资料准备

第三方评价单位编制“职业病危害控制效果放射防护评价”，建设单位需提供相关材料如下：

（1）建设项目立项文件。

（2）项目所在地卫生健康委同意设置医院批复文件。

（3）医院地理（区域）位置图、总平面布置图、机房图。

（4）机房辐射防护设施设置情况资料。

（5）项目所在地卫生健康委《预评价审核意见书》。

（6）环保局《环境影响评价文件审批意见》。

（7）大型医用设备同意购置批复文件。

（8）放射设备型号、技术参数一览表。

（9）涉及辐射源或辐射设备清单及相应台账。

（10）建设单位放射防护自主监测资料。

（11）医院放射安全管理机构或组织。

（12）放射各类规章制度。

（13）放射诊疗专业技术人员一览表。

（14）各类任职资格证书。

（15）放射工作人员职业健康检查报告。

（16）放射工作人员个人剂量监测报告。

（17）试运行期间的一般资料。

4.5　评价服务机构选择

评价机构应对其业绩案例、评价流程（阶段）的把握度、环评工程师的数量（提供社保证明）等方面进行综合判断。可通过将现有设计成果交由评价机构进行评价的方式考察评价机构的业务能力，以便于建设方对其意见的专业性进行评价。

技术服务机构有资质区分，对应评价的内容、规模等详见表 4-2。

表 4-2　评价类型与评价机构资质

序号	评价类型	评价机构资质	备注
1	辐射环评	建设项目环境影响评价资质证书：甲级、乙级	建设单位可以委托技术单位对其建设项目开展环境影响评价，编制环境影响报告书（表）；建设单位具备环境影响评价技术能力的，可以自行对其建设项目开展环境影响评价，编制环境影响报告书（表）
2	卫评	放射卫生技术服务机构资质证书：甲级、乙级	卫评机构依法定要求：乙级机构部分评价内容是不具有评价资质如：PET-CT、质子重离子等。综上，建议建设方结合项目特点和属地管理要求综合判定机构的甲/乙级要求

第5章　大型医疗设备用房工程设计咨询管理

5.1　设计过程咨询管理

5.1.1　建筑结构设计管控要点

1. 建筑设计管控要点

（1）大型医疗设备机房主要是为患者提供基础性诊断工作，通常患者的人数较多，一些患者还存在一定程度的运动障碍，因此在对设备机房进行布局时应当从内部和外部 2 个方面入手。对于外部结构布局而言，不仅要为存在运动障碍的人群提供单独的休息区，还要设立卫生间。此外登记室、取片室、办公室、问询导诊台应当建设在显眼、便利的区域；对于内部结构布局而言，要规划设备间、药物注射室、准备室、等候区等空间。建筑布局需结合医院整体功能分区及流线分析，合理布置患者空间、医护人员空间及附属空间。

（2）大型医疗设备功能上的复合使得对设备机房的场地要求更加严苛。尤其是复合了核磁类的大型设备，例如核磁共振设备、直线加速器等，在前期设计时需考虑周边电磁场、铁磁类物体、交通道路、设备本身间距等诸多影响。因此，除了要按放疗设备防辐射要求进行技术应对外，建筑师还应同时参考 MRI 设计思路进行磁屏蔽设计，与周边其他 MRI 类设备、电梯、车行道路及停车位、强电用房等应保持合理安全的距离，避免互相干扰，加大了平面流程设计难度，要求建筑设计师更加全面地考虑平面布局。

（3）医院建筑设计应充分考虑设备的空间需求，包括设备的尺寸承重、安装位置、流线通道和操作空间等。不同类型的设备，包括后期智能 AI 设备及检测模块等，可能会有不同的空间要求，例如进场路线、维护空间、专项预留等。同时对后期报废升级等情形也要适当考量。因此需要根据实际情况进行合理的规划和布局。

（4）医院建筑设计需要考虑到设备所需的基础设施支持，例如电力供应、水供应、通风系统、网络连接、信息系统及虚拟现实安全运维平台等。这些基础设施的规划和建设需要与设备配套，以确保设备正常运行和安全使用。

（5）医疗设备通常需要与管道和管线进行连接，例如医用气体管道（氧气、负压、压缩空气等）、给水排水管道和排污排废管道等。在建筑设计中，需要合理规划和布置这些管道和管线，水电气有效隔离，以确保设备的长期稳定运行和安全维护。

（6）医院建筑设计要考虑到设备使用过程中的安全措施和防护措施，例如设备周围的安全区域、紧急停机按钮、警示标识和防护装置等，并做好相关紧急预案，于第一时间保护医护人员和患者的安全；为方便设备运输和维修，医院建筑设计应考虑合适的通道和门禁措施。通道宽度和高度应满足设备、辅助维护设备及采用供给-分拆加工-配送（S-P-D）物流运输方式的设备顺利进出，并且需要设置适当的门禁系统以确保设备的安全和管理。

2. 结构设计管控要点

（1）考虑到医疗建筑人流密集、设备较多，一般楼板厚度取 120mm；局部荷载较大处可取 150mm、180mm；有防辐射要求的房间顶部和底部的板厚不小于 150mm。降板区域 CT、DR、MRI、高压氧舱等房间由于需要专门的设备检修管沟，楼板需降板 300～700mm；设备区域一般设置钢筋混凝土设备基础，非设备区域采用陶粒混凝土等轻质材料回填。医疗建筑卫生间为了满足使用要求，需要设置结构降板，一般座厕降板 50mm，蹲厕降板 350～400mm。结构专业应考虑降板、降梁后对下部净高的影响。在荷载方面，除了考虑设备本身荷载外还应考虑回填材料的重量。特殊楼板 ICU、手术室等房间的底部楼板需考虑设备吊挂荷载。医疗建筑中存在较多的用水点，同时存在许多有洁净要求的房间，其顶部楼板严禁楼板开洞走管线，因此经常在有洁净要求的房间顶部上设置双层板。暖通防排烟为满足消防要求也可设置双层板进行物理分隔。

（2）医疗建筑为了减少建筑整体自重，一般内部隔墙通常采用蒸压加气混凝土砌块。一些特殊医技用房，例如 X 射线、CT、DSA、MRI、MTR 等科室，均有不同程度防辐射要求，对机房墙壁厚度与材质有特殊要求。一般有防辐射要求的墙体可采用 240mm 厚、密度大于 15kN/m^3 的水泥实心砖，砖体自身不能有缺损，砖缝处水泥砂浆要饱满；有防辐射要求的墙体也可采用 200～300mm 厚钢筋混凝土墙，但应考虑钢筋混凝土墙对结构刚度的影响；还可通过在墙体外挂铅板或分层涂刷硫酸钡来进一步提高墙体防辐射能力。在设计中应注意上述墙体对结构荷载及构造措施的影响。对于直线加速器、伽马（γ）刀机房等特殊功能房间，防护用钢筋混凝土墙的厚度要达到 1.2～2.5m，荷载极其巨大，应设置在基础层。同时，直线加速器机房内的电磁辐射在没有防护的情况下会给周边人员造成伤害，加速器室的混凝土结构应避免产生射线能够穿透的裂缝。因此应对大体积混凝土的浇筑质量进行严格要求，设计文件应提出大体积混凝土的处理方法，例如水泥应采用水化热较低的硅酸盐水泥、适当掺入少量添加剂、选择恰当的连续浇筑方式等措施。

（3）医疗建筑还需考虑大型医疗设备运送通道，推荐运输通道宽 2.6～3.0m，通道楼板荷载可按最重需运输的设备进行预留。CT、MRI 等房间的进入区域墙体要预留门洞，待设备进入后封堵。一般 MRI 预留门洞不小于 2.8m × 2.8m，CT 预留门洞不小于 1.5m × 2.1m，如设备在运输过程中需要转弯，则必须预留出足够的设备回转空间。大型设备都需要土建基础，因此在预留荷载时，除预留设备自身荷载外，应充分考虑设备基础的自重。

（4）大型医疗设备重量常在 2t 以上，例如 DSA、DR、MRI、CT 等设备，其不仅布置在地面上，也吊挂在房间顶板上。但在医院建筑结构设计阶段，这些设备的放置形式和重量通常未正式确定，导致其结构受力在设计阶段往往难以准确计算。因此，结构设计在地面和顶板往往设置井字梁和厚板来满足后期各种变化需求，设置井字梁使房间内净高提升并一致，同时便于重型设备轨道安装。设置厚板用来承受重型设备集中吊挂力或地面集中设备柱脚力，同时厚板能用来防辐射。

（5）直线加速器等重型医疗设备通常需要整体运输，在结构上需设计专用吊装孔、专用运输通道，对运输通道内的梁板进行加强，保证运输时的安全。

（6）为保证大型设备采购到位后的运输安装及后续更换的顺利，建筑设计单位应结合设备尺寸，确保通道地面承重、方便吊装、运输通道上不要有功能房间，提前明确好运输路径，避免后续完成主体结构施工后对二次结构进行拆改。

5.1.2 暖通设计管控要点

（1）医疗设备对温湿度的要求往往比常规舒适性空调要严格，例如核磁共振设备间有较高的温度湿度控制要求，设计时需提前规划好室外机摆放位置。

（2）由于医疗设备往往都比较贵重，为了保证火灾时灭火系统不对医疗设备产生损坏，有些设备间需要设置气体灭火系统，同时对通风系统有更高的要求。暖通专业需要注意设置了气体灭火系统的房间，事故后通风系统应能满足规范要求。

（3）电磁屏蔽与防护屏蔽的设置对机电专业的管线也有着不同的要求，需要做好风管的电磁屏蔽与防护屏蔽。

5.1.3 电气设计管控要点

大型医疗设备通常是指瞬间冲击电流高的设备，例如球管电流 400mA 以上的 X 射线机（包括 CT、DR、DSA 等），以及直线加速器、回旋加速器、MRI、ECT、PET-CT 等设备，均是医生对疾病诊断及治疗的重要工具。大型诊疗设备作为医疗建筑中重要的诊断、治疗设备，其对电源质量的要求高，又易受到不良质量电源的干扰。合理的配电设计，对诊疗设备的安全稳定运行起着至关重要的作用。

1. 供配电系统备用电源（安全电源）设计

根据《医疗建筑电气设计规范》JGJ 312—2013 第 3.0.2 条规定："医疗场所的用电设备在工作电源中断或供电电压骤降 10%及以上且持续时间超过 3s 时，备用电源应按表 3.0.2 规定的切换时间投入。医疗场所及设施的类别划分与要求自动恢复供电时间应符合表 3.0.2 的规定。"表 3.0.2 部分内容摘录详见表 5-1。

表 5-1　医疗场所及设施的类别划分与要求自动恢复供电时间

名称	医疗场所及措施	场所类别			要求自动恢复供电时间 t（s）		
		0	1	2	$t \leqslant 0.5$	$0.5 < t \leqslant 15$	$t > 15$
影像科	DR 诊断室、CR 诊断室、CT 诊断室	—	✓	—	—	✓	—
	心血管造影检查室	—	—	✓	✓（a）	✓	—
	MRI 扫描室	—	✓	—	—	✓	—
放射治疗	后装、直线加速器	—	✓	—	—	✓	—
核医学	ECT 扫描室、PET 扫描室	—	✓	—	—	✓（a）	—

注：1.（a）指的是涉及生命安全的电气设备及照明。
2. 本表仅摘录表中涉及大型诊疗设备的内容。

从表 5-1 可以看出，除了心血管造影检查（DSA）中涉及生命安全的电气设备及照明设施要求自动恢复供电时间 $t \leqslant 0.5$s 之外，其他设备要求自动恢复供电时间 $0.5\text{s} < t \leqslant 15\text{s}$。根据第 3.0.2 条解释："备用电源包括自备应急电源及另一路市电。应急电源的形式包括独立于正常电源的柴油发电机组、蓄电池、干电池。"《综合医院建筑设计规范》GB 51039—2014 第 8.5.1 条规定："1 类和 2 类医疗场所内，任一导体上的电压下降值高于标准电压 10%时，安全电源应自动启动。"根据第 8.5.1 条解释："关于安全电源是采用第二路市电或自备发电，规范中没有明确的规定，设计者根据项目的具体情况确定。我国幅员辽阔，各医院的规模、标准相差较大。本规范是基本的标准，有条件的医院应在两路市电的基础上设置自备发电。"医疗建筑的自备电源从综合因素考虑，主要是配置柴油发电机。根据上述规范条文，大型诊疗设备的备用电源宜在两路市电的基础上设置自备电源，但医疗建筑要求自动恢复供电时间 < 15s 的设备众多，如果所有诊疗设备均采用应急柴发供电，势必会增加应急柴发容量，降低经济性。对于要求自动恢复供电时间 $t \leqslant 0.5$s 的一级负荷中特别重要的负荷，为满足转换时间及供电可靠性要求，应设不间断电源装置（UPS）并接入应急柴发。

2. 供电回路双回路设计

根据《医疗建筑电气设计规范》JGJ 312—2013 第 4.2.1 条规定：“医疗建筑用电负荷应根据负荷供电可靠性要求及中断供电对生命安全、人身安全、经济损失等所造成的影响程度进行分级，并应符合表 4.2.1 的规定。”表 4.2.1 部分内容摘录详见表 5-2。

表 5-2 医疗建筑用电负荷分级

医疗建筑名称	用电负荷名称	负荷等级
三级、二级医院	心血管造影检查室中涉及患者生命安全的设备及其照明用电	一级负荷中特别重要的负荷
	心血管造影检查室中除一级负荷中特别重要负荷的其他用电设备；影像科、放射治疗室、核医学室的诊疗设备及照明用电	一级
	影像科诊断用电设备	二级

诊疗设备供电方案详见表 5-3。表 5-3 中的配电方案适用于二、三级医院的常规设计，设计过程中也可根据医院的运营需要，将一部分诊断设备（DR、CT、MRI）接入应急柴发系统，以保证医院的连续运营。对于应急医院可根据需求，将诊疗设备全部接入应急柴发系统。

表 5-3 诊疗设备配电方案

诊疗设备类型	设备名称		负荷等级	供电回路	备用电源
医用 X 射线设备（治疗或辅助治疗设备）	CT	急诊	一级负荷	专用双回路	应急柴发
		门诊	二级负荷	建议专用双回路	第二路市电
	DR、钼靶、数字胃肠、体外碎石等		二级负荷	专用双回路	第二路市电（急诊 DR 可接入应急柴发）
	X 射线深部治疗机、X 射线浅部治疗机、X 射线接触治疗机、X 射线介入治疗机、术中 CT		一级负荷	专用双回路	应急柴发
	DSA	涉及患者生命安全的设备及其照明用电	一级负荷中特别重要负荷	UPS + 应急柴发	UPS + 应急柴发
		DSA 设备	一级负荷	应急柴发	应急柴发
医用磁共振成像设备	MRI	主机	一级负荷	第二路市电	第二路市电
		冷水机组	一级负荷	专用双回路	应急柴发
医用高能射线设备	直线加速器、回旋加速器		一级负荷	专用双回路	应急柴发
医用核素设备	ECT、PET-CT、后装机		一级负荷	专用双回路	应急柴发

3. 减小电源内阻的设计

大型医疗设备的供电，其电源系统应满足设备对电源内阻的要求。应尽量采用阻抗电压百分值小的大容量变压器；减小低压柜母线长度，将大型医疗设备出线开关尽量靠近变压器安装；减小配电电缆的长度，适当增大电缆截面；采用高质量的铜母线及铜芯电缆；减少配电级数，减小途经低压元器件数量；选择高质量的低压电器元件，严格控制设备安装质量，以减小低压元器件的阻抗及接触电阻。由于稳压电源及 UPS 会增加电源内阻，因此应尽量避免就地安装稳压电源。

4. 电缆选择及敷设设计

电缆截面的选择应按照计算电流及电源内阻需求分别计算，按截面大的计算值选择，并同时满足设备对线路压降的要求及设备制造商的要求。

对于需要进行射线防护的房间，其供电、通信的电缆沟或电气管线严禁射线泄漏；其他无关电气管线不得进入和穿过射线防护房间。设有射线防护的房间，应采用地面非直通电缆沟槽的布线方式进行设计，并避免直接通向射线防护房间。

5. 设备接地设计

大型诊疗设备对接地电阻要求较高，当设备采用专用独立接地系统时，接地电阻应小于 2Ω；当设备采用联合接地系统时，接地电阻应小于 1Ω，良好的接地能够降低电源系统对诊疗设备的干扰。为避免在不同接地系统间引起闪络放电事故，危害人身安全并损害设备，医疗设备专用接地端子箱与局部等电位接地端子箱之间应可靠连接。

5.1.4　消防设计管控要点

在设计管理阶段，医院放射科的消防设计需要考虑一系列关键问题：

（1）法规与标准：确保设计与当地的消防法规、建筑规范和医疗设施的相关标准相符合，主要包括火警探测器的安装、消防设备的种类和数量以及紧急疏散通道的设定等方面。

（2）放射科特点：放射科常见的火源包括 X 射线设备、放射性物质存储和化学药品等。设计时需要特别注意这些问题，对放射科可能遇到的火灾风险进行全面评估，包括识别火源及可能引发火灾的其他因素。并确保在发生火灾时这些因素得到妥善处理。

（3）防火分区：合理划分防火分区，确保火势不会迅速蔓延。此外，应考虑在防火分区之间设置防火门和防火墙等设施。

（4）安全出口与疏散通道：设计足够数量的安全出口，并确保疏散通道宽敞、清晰标示、没有障碍物，以便在紧急情况下可以快速疏散人员。

（5）消防设施：根据放射科的特点和需求，设置足够的消防设施，例如灭火器、自动喷水灭火、高压细水雾、气体灭火、消防泵等。同时，确保这些设备易于操作并定期进行检查和维护。

（6）紧急疏散通道：为患者和医护人员提供清晰的疏散指示和足够宽度的疏散通道。确保这些通道远离潜在的危险区域，并避免与放射科主要工作区域交叉。

（7）火警预报警系统：安装高效的火警报警系统，确保在火灾发生时能迅速通知到相关人员。此外，火警系统应与紧急疏散计划相协调，以便在火灾发生时迅速启动。

（8）培训与演练：在设计阶段就考虑员工的消防培训和演练，制定详细的应急预案，以确保在火灾发生时能够有效应对。

（9）与相关部门协调：消防设计需要与医院的其他相关部门进行协调，例如设施管理、安全保卫和医疗部门等，共同确保放射科的消防安全。

5.2 二次深化设计咨询管理

在不同品牌的同种大型医疗设备的安装条件差异较大，同品牌设备更新快以及采购时间和供应时间不确定等因素的影响下，易导致医疗建筑在设计阶段对预留条件的误判。同时，在设计过程中，一旦设备采购滞后，品牌型号无法确定，厂家无法在施工前进行深化设计时，难以保证医疗设备施工过程的安全性，且会干扰正常运转过程。因此在品牌确定后，需进行二次深化设计，以保证设备安装与运行。二次深化设计介入时间越早越好，越早实施风险越低且效果越好。此外，设计单位应结合以往经验有效规划项目预留条件，并与生产厂商加强合作沟通，通过深化设计保证设备运行的安全性。

（1）在施工图设计提资阶段介入，设计单位可根据提资要求绘制施工图，各专业条件落实到位，无设计或施工返工，实施效果最好，但需院方在方案阶段就开始采购，在初步设计阶段明确设备供应商及设备型号。

（2）在施工图设计过程中介入，设计单位需根据设备提资要求进行调整，各专业条件仍可落实到位，不影响设计整体进度。

（3）在施工前介入，设计单位通过出具联系单的形式落位条件，但容易出现设计变更，增加部分造价。

（4）在主体结构施工后介入，需设计单位复核现有条件是否能满足设备要求，若无法满足，需予以整顿，有拆改费用，影响施工造价与施工进度，出现扯皮的现象，有些甚至无法实现。

（5）在前期设计中，需与建设单位明确各阶段进行二次深化的影响，尽早完成设备采购。

（6）医疗设备机房的电缆沟、线槽走向，则在大型医疗设备确定后，由设备具体供应厂商协同建筑设计单位及其他专项设计单位进行机房的第二次深化设计，出具图纸予以明确。

5.3　BIM 技术咨询管理

BIM 技术的加入打破了传统工程建设模式的壁垒，基于 BIM 技术的可视化分析，推动工程建设步入精细化、协同化、数据化时代。但是，如何利用好 BIM 技术，避免模型与工程施工两层皮，是 BIM 管理的重难点。

5.3.1　精细化图纸审查

三维建模过程能发现图纸中的错漏碰缺，有效避免施工时的错误与返工。BIM 技术咨询管理单位，应严格审查 BIM 单位模型的正确性、精确性，协助 BIM 单位进行图纸审查，督促设计院完成图纸问题修改。

5.3.2　净高分析

通过 BIM 模型进行各个部位的净高分析，协助业主进行精装修方案调整，对不满足净高要求的部位进行设计优化，提高项目品质。

5.3.3　辅助施工

利用 BIM 技术的三维可视化特性，对项目复杂施工节点进行三维交底，辅助施工班组进行施工作业；进行管线综合排布，根据管线排布方案要求 BIM 单位出具留洞图与机电管线排布图，施工班组根据 BIM 图纸进行墙体留洞与机电安装，有效减少后期返工，节省资源与工期。

5.3.4　竣工模型

要求 BIM 单位实时对模型进行更新，竣工后将完整的模型交予建设单位，方便建设单位进行资产管理。

5.4　提资管理

由于医疗设备的采购安装滞后于建筑施工，因此需在前期医院策划和设计阶段做好医疗设备的提资管理，提前明确医疗设备的安装条件参数，在设计时仅需考虑医疗设备的面积、层高、空间、承重、管井、降板及设备间等要求条件，预留好设备安装条件，使之满足消防、放射防护、电磁屏蔽、环保等规范要求。

第6章　大型医疗设备招标采购咨询管理

6.1　招标采购咨询管理

6.1.1　招标采购的依据

招标策划依据：

（1）相关法律法规、政策文件、标准规范等。

（2）项目可行性研究报告、投资人需求书、相关利益者需求分析、不同深度的勘察设计文件（含技术要求）、决策和设计阶段造价文件等。

（3）投资人经营计划、资金使用计划和供应情况、项目工期计划等。

（4）项目资金来源、项目性质、项目技术要求，以及投资人对工程造价、施工期的期望和资金的充裕程度等。

（5）潜在投标人专业结构和市场供应能力分析。

（6）项目建设场地供应情况和周边基础设施的配套情况。

（7）招标过程所形成的书面文件。

（8）合同范本。

6.1.2　招标文件的编制依据

1. 法律法规

（1）相关法律法规、政策文件、标准规范等。

（2）《中华人民共和国招标投标法》。

（3）《工程建设项目施工招标投标办法》。

（4）《工程建设项目勘察设计招标投标管理办法》。

（5）《中华人民共和国标准施工招标文件》（2007年版）。

（6）《房屋建筑和市政基础设施工程施工招标文件范本》。

（7）《房屋建筑和市政基础设施工程施工招标投标管理办法》。

2. 建设项目工程资料

（1）项目可行性研究报告、业主需求书、相关利益者需求分析、不同深度的勘察设计文件（含技术要求）、决策和设计阶段造价文件等。

（2）投资人资金使用计划和供应情况、项目工期计划等。

（3）项目建设场地供应情况和周边基础设施的配套情况。

（4）潜在承包人技术、管理能力、信用情况等。

（5）材料设备市场供应能力。

（6）合同范本。

（7）招标策划书。

6.1.3 招标过程管理依据

1. 法律法规

（1）《中华人民共和国招标投标法》（2017 年修订）。

（2）《中华人民共和国招标投标法实施条例》（2017 年修订）。

（3）《政府采购货物和服务招标投标管理办法》。

（4）《房屋建筑和市政基础设施工程施工招标投标管理办法》。

2. 建设项目工程资料

（1）招标策划书。

（2）招标文件。

6.1.4 合同条款策划依据

1. 法律法规

（1）《中华人民共和国合同法》（中华人民共和国主席令第 15 号）。

（2）《中华人民共和国标准施工招标文件》（2007 版）。

（3）《建设工程施工合同（示范文本）》GF—2017—0201。

（4）其他相关法律法规、政策文件、标准规范等。

2. 建设项目工程资料

（1）项目决策、设计阶段的成果文件，如可行性研究报告、勘察设计文件项目概预算、主要的工程量和设备清单。

（2）投资人和全过程工程咨询机构提供的有关技术和经济资料。

（3）类似工程的各种技术经济指标、参数以及其他资料。

（4）项目的特征，包含项目的风险、项目的具体情况等。

（5）招标策划书。

（6）其他相关资料。

6.2　招标采购的方式

6.2.1　公开招标

公开招标是一种向所有符合资格条件的供应商公开发出招标公告的方式，采购方发布招标公告后，供应商可以自愿参与投标。公开招标注重公平竞争原则，确保所有符合条件的供应商都有平等的机会参与投标。通过广泛公告和公开透明的评标过程，公开招标能够吸引更多供应商参与，提高市场竞争度，在适当降低成本的同时提供更高的服务水平。

6.2.2　邀请招标

邀请招标是一种有选择性地向特定供应商发出招标邀请的方式。邀请招标适合技术复杂、具有特殊要求或受自然环境限制，特定设备供应商较少或项目要求高度定制化、只有少数潜在投标人可供选择或者采用公开招标方式的费用占项目合同金额比例过大的医院项目。在邀请招标过程中，采购方通过预先筛选供应商，并向其发送招标邀请，邀请若干家预先确定的法人或其他组织参与项目投标，数量不少于 3 家，要求其提供相关的技术和商务报价。这种方式可以确保采购方获取到具备特定经验和专业能力的供应商，并为定制化需求提供更好的响应和解决方案。国有非营利性医院公共建设项目，需审批部门批复才可采用邀请招标。

6.2.3　询价采购

询价采购是通过向几家供应商直接询价，并比较其价格和条件，选择最优方案的方式。通常适用于采购项目规模较小、设备标准化程度较高的情况。在询价采购中，采购方直接与供应商联系，要求其提供报价和相关的技术要求。然后采购方根据报价和其他条件进行综合评估，选择最合适的供应商。

6.2.4 单一来源采购

单一来源采购是指在特殊情况下，只向一个供应商采购特定的医疗设备。这种采购方式通常应遵循相关法律法规规定，如单一来源采购的合法性和正当性需得到审批或认可。单一来源采购适用于设备特殊性很强、市场上只有一个供应商提供该设备、紧急情况或知识产权等限制的情况。在单一来源采购中，采购方需要充分论证和说明为何只选择该特定供应商，并确保采购过程的公正和透明。

6.3 招标采购条件与配置许可申请流程

6.3.1 招标采购条件

大型医用设备具有体积大、采购价格高、对安装环境要求高等特点，需要提前展开招标采购工作，最好在结构施工前确定相关设备规格及型号，相关设备体积及安装需求应提前与工程总承包单位对接，以便确定机房结构尺寸及水电布局，同时预留设备进场通道及运输和安装方案。

对于大型医用设备的采购管理需获得《大型医用设备配置许可证》。甲类大型医用设备由国家卫生健康委员会负责配置管理并核发配置许可证，乙类大型医用设备则由省级卫生健康行政部门负责配置管理。在采购过程中，不得以升级等名义擅自提高设备配置性能或规格，规避大型医用设备配置管理。同时，严禁引进境外研制但尚未投入使用的大型医用设备。

6.3.2 大型医用设备配置许可申请流程

1. 甲类大型医用设备配置许可申请流程

1）申请单位在线提出申请

（1）申请单位应当按照要求及时在“大型医用设备配置与使用监督管理信息系统”开通账户、填报单位信息及递交电子版申请材料，具体包括以下申请材料：

①甲类大型医用设备配置许可申请表。

②统一社会信用代码证（或事业单位法人证书、组织机构代码证、营业执照、民办非企业单位登记证书等识别法人和其他社会组织身份唯一代码的相关证件）复印件。

③与申请配置大型医用设备相应的技术条件，配套设施和专业技术人员资质、能力证

明材料复印件。

④申请配置在中华人民共和国境内新上市的单台（套）价格在 5000 万元以上的大型医用设备的，还须同时提供医疗器械注册相关说明材料和设备主要情况介绍。

（2）申请单位为筹集或在建的，需提交以下申请材料：

①甲类大型医用设备配置许可申请表。

②有关设置医疗机构的说明材料。

③统一社会信用代码证（或事业单位法人证书、组织机构代码证、营业执照、民办非企业单位登记证书等识别法人和其他社会组织身份唯一代码的相关证件）复印件。

④承诺在大型医用设备投入使用前，具备相应技术条件、配套设施和专业技术人员资质、能力的书面文件（须对照甲类大型医用设备配置准入标准对技术条件、配套设施、专业技术人员资质和能力逐项作出承诺）。

⑤申请配置在中华人民共和国境内新上市的单台（套）价格在 5000 万元以上的大型医用设备的，还须同时提供医疗器械注册相关说明材料和设备主要情况介绍（包括基本情况，境外配置、使用、售价、收费情况）。

2）国家卫生健康委政务大厅形式审查

有以下情形之一的不予受理：

（1）申请配置的设备不属于甲类大型医用设备。

（2）配置申请不符合当前甲类大型医用设备配置规划。

（3）经告知补正补全后，申请材料仍然不符合法定形式，或者未按照要求提交全部补正材料。

3）申请单位提交纸质材料

通过大型医用设备配置与使用监督管理信息系统填写的申请表，经国家卫生健康委政务大厅形式审查通过后，在系统打印带“大型医用设备配置与使用监督管理信息系统”字样水印的纸质申请材料（确保纸质材料与系统填写的申请材料一致），邮寄或现场提交至国家卫生健康委政务大厅。

4）专家评审

专家评审可采取分散评审、集中评审等方式进行。专家根据配置规划和配置标准对医疗器械使用单位的技术条件、使用能力、专业技术人员资质和能力、配套设施、专科建设、临床服务需求等情况，依法、客观、严格、公正地予以审查评审。按照集中评审方式实施的，申请单位应当向专家评审会介绍单位具备的相关资质等情况。

专家评审过程中需要对申请材料的实质内容进行核实，可以进行现场考察，也可以委托申请单位所在地卫生健康行政部门进行检查。

5）国家卫生健康委做出许可决定

国家卫生健康委依据配置规划和第三方审查评审意见等情况，做出是否许可的决定。许可决定应当自政务大厅出具受理通知书之日起 20 个工作日内做出，专家评审时间不计算在内。此外，甲类大型医用设备安装验收后，使用单位及时将相关材料报送省级卫生健康行政部门完成信息登录。

甲类大型医用设备配置许可申请流程如图 6-1 所示。

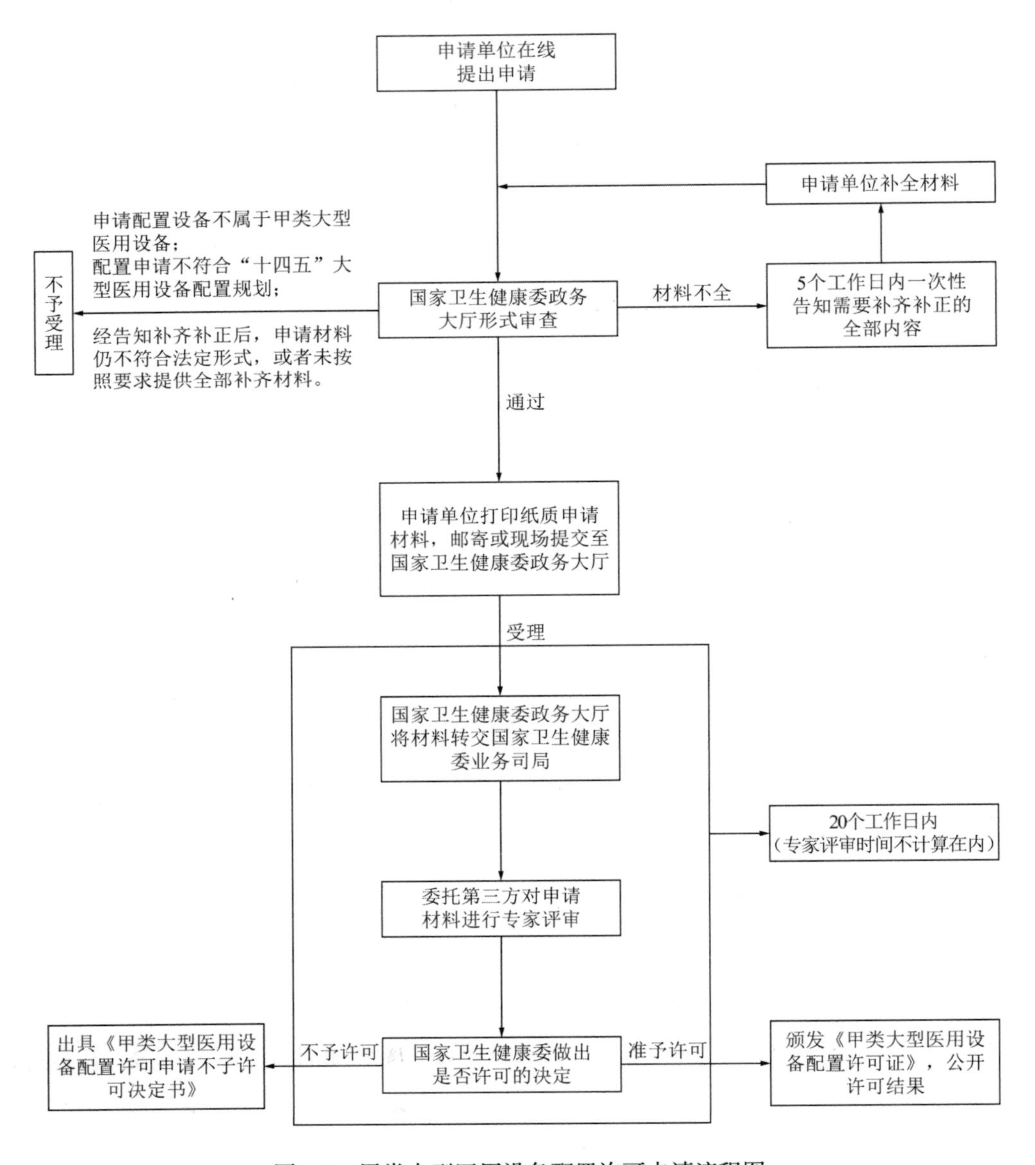

图 6-1　甲类大型医用设备配置许可申请流程图

2. 乙类大型医用设备配置许可申请流程

本文以浙江省为例简要阐述乙类大型医用设备配置许可申请流程。根据浙江省卫生健康委发布乙类大型医用设备配置许可申报工作的通知，有申报乙类大型医用设备需求且符合配置条件要求的医疗机构可在规定时间内申报。

1）申请单位准备申请材料

（1）乙类大型医用设备配置许可申请表。

（2）医疗机构执业许可证复印件，或符合相关规定要求的从事医疗服务的其他法人资质证明复印件。

（3）统一社会信用代码证（或组织机构代码证）复印件。

（4）与申请配置大型医用设备相应的技术条件、配套设施和专业技术人员资质、能力证明材料复印件。若申请单位为筹建或在建的，应提供承诺在大型医用设备投入使用前，具备相应技术条件、配套设施和专业技术人员资质、能力的书面文件。

（5）设区市的卫生健康管理部门的规划实施审查意见。

（6）申请配置在省域内新上市的单台（套）价格在 1000 万～3000 万元的大型医用设备的，除上述材料外，申请单位还须同时提交医疗器械注册证复印件和设备主要情况介绍（包括基本情况、境外配置、使用、售价、收费情况）。

2）省卫生健康委行政审批办公室审查

省卫生健康委对申请材料进行形式审查，根据下列情况分别作出处理：

（1）申请配置设备不属于乙类大型医用设备的，不予受理。其中，属于甲类大型医用设备的，应当告知申请单位向国家卫生健康委员会申请；申请事项依法不需要取得许可的，应当及时告知申请单位无须申请。

（2）配置申请不符合配置规划的，不予受理。

（3）申请材料不齐全或者不符合法定形式的，应当自收到申请材料之日起 5 个工作日内一次性告知申请单位需要补正的全部内容。

（4）申请材料齐全、符合法定形式的，予以受理并出具受理通知书。

（5）经告知补正补齐后，申请材料仍不符合法定形式，或者未按照要求提交全部补正材料的，出具不予受理通知书，说明不予受理的理由。申请单位最迟应在集中受理时间截止后 5 个工作日内完成补正。

3）专家评审

省卫生健康委委托第三方对申请材料进行专家评审。原则上第三方应当自接受委托之日起 60 日内完成专家评审。第三方应当在专家评审结束后 3 个工作日内，将结果报送省卫生健康委。

专家评审可采取分散评审、集中评审等方式进行。专家根据配置规划和配置标准对申请单位的技术条件、使用能力、专业技术人员资质和能力、配套设施、专科建设、临床服务需求等情况，依法、客观、严格、公正地予以审查评审。按照集中评审方式实施的，申请单位应当向专家评审会介绍所具备的相关资质等情况。

专家评审过程中如需要对申请材料的实质内容进行核实，可进行现场核查，也可委托申请单位所在地设区市的卫生健康管理部门进行核查。具备相应条件的，可以实行网上技术审查评审。

4）省卫生健康委做出许可决定

省卫生健康委依据大型医用设备配置规划、设区市的卫生健康管理部门的规划实施审查意见和第三方审查评审意见等情况，作出是否许可的决定。

许可决定应当自省卫生健康委出具受理通知书之日起 20 个工作日内作出，其中专家评审时间不计算在内。因特殊原因需要延长期限的，经省卫生健康委负责人批准，可以延长 10 个工作日，并将延长期限的理由告知申请单位。

6.4 招标采购过程控制要点

6.4.1 拟购医疗设备的市场调查

（1）首先，全咨单位可协助业主做好设备需求评估，调研了解拟购设备主流产品的标准配置、技术参数和报价，以及可选配件的种类和报价。同时，了解其他医院同类设备品牌和成交价格，调研合格的设备厂商，详细了解市场及最新产品信息，进行对比论证，以采购技术先进、经济合理、服务适用的设备。

（2）其次，调查设备质量状况。应深入了解同级别及以上医院使用不同品牌、不同厂家产品的情况反馈。确保所购设备能更好地为医院及病人服务。

（3）最后，调查品牌售后服务状况。了解设备的保修期、设备故障报修响应时间、零配件的供应情况、维修价格以及其他相关承诺。

6.4.2 招采进度控制与时间衔接

（1）医疗设备的招采应充分考虑招标周期、材料设备生产周期与运输周期（尤其是进口设备），招采工作应在考虑以上总体周期的基础上提前完成，并要求总包单位及时提供作业面。

（2）根据总进度计划，推进专业设备的招标工作，并为后续的深化设计提供坚实依据，是设计招采环节所需解决的核心问题。由于设备参数、选型以及生产厂家等相关条件对设备使用功能及品质具有决定性影响，同时这些条件亦对主体结构、建筑设计等方面产生明显影响，可能对总进度计划的顺利执行产生制约作用。

（3）根据医院工程项目整体进度规划与现场实施进度情况，精准把握开展大型医疗设备招标采购与招标衔接时间节点；在总体进度安排的基础上，需科学、高效地将大型医疗设备招标工作融入其中，并合理调配招标环节的衔接时间。

6.4.3　医疗设备技术论证与选型

（1）医疗设备具有专业性强、技术性高、更新速度快等特殊性。招标采购前期开展医疗设备技术论证时，往往存在论证专家专业划分不细、专业不对口、业务不熟悉等局限性问题，导致论证结果不尽人意。另外论证专家对设备的认知程度、对品牌偏好性等问题也将直接影响医疗设备论证的结果质量。在技术论证前，全咨单位可协助组织相关专家到有采购过该设备的医院进行调研学习，了解其使用体验及评价意见。对部分特殊性强的医疗设备，可在院内论证完成后可进一步交由全咨单位组织更专业的专家进行论证。

（2）随着现代科学技术的快速发展，医疗设备在不断地更新换代。因医疗设备种类多样，专业性强，对医疗设备招标采购人员提出了更高要求，医疗设备招采人员只有具备较强的专业能力、熟悉设备性能才可做好招标采购工作，为医院采购到价格适中、质量上乘的先进医疗设备，为患者提供高效、优质的医疗服务。但当前部分医院医疗设备招标采购人员缺乏专业采购知识，缺少了解医疗设备、器械新信息、新情况的途径，知识结构更新较慢，难以为医疗设备招标采购提供有力支持。对此，全咨单位可充分依托专业技术知识为院方提供技术支撑，与品牌设备厂家进行对接并开展深度调研，对主要潜在品牌的技术参数、设备性能、产品价格、临床应用、产品质量、售后服务等多方位进行论证和评估，基于满足使用要求的适配性对医疗设备选型与供应厂商选择提供专业性咨询建议，协助院方做好大型医疗设备招标采购工作。

6.4.4　招标工作前置

大型医疗设备安装工程存在大量荷载验算、预留预埋、空间布置等问题，需要相应专业单位向主体设计单位进行设计提资，以保证后期施工顺利正常开展，避免出现大量“错漏碰缺”与拆改损失，给施工进度与质量造成不利影响，最终影响验收交付。因此，应尽量将招标工作前置开展，尽早确定相应专业单位与设备厂商，使之能与主体设计单位与施工单位充分配合，提前开展深化设计并做好预留预埋工作，是确保工程顺利推进的重点与关键。

6.4.5 大型医疗设备安装运行的配套条件准备

通常大型医疗设备安装都是由设备厂商的工程师负责进行，在安装前需跟医院配合进行前期安装准备，包括设备对安装场地、电源地线、网络等方面要求。对于单一设备的升级或增加，医院往往在招标时就将场地改造纳入设备厂家工作范围，由厂家负责场地准备并完成设备安装，医院基建部门提供配合。这种工作模式适用于工程量较小的局部改造工程，但新建医院工程体量大，涉及专业广，不确定因素多，往往要求各类大型设备在同一时段内集中进场，各相关专业流水作业有着严格的进度计划，单一设备厂商没有协调各专业配合的能力，这就要求全咨单位协助院方组建专业管理团队，将大型医疗设备场地准备和进场时间纳入工程总体规划，从工程管理角度对进度、质量、安全、成本与资源等进行统一把控。此外，不同设备基于自身条件会对场地有不同需求，等设备选型确定后，才能获得设备重量、基础定位、用电量、散热量等技术参数。而设备进场管理工作需要设备与施工高度配合，其安装运行需具备充足完善的配套条件，故在设备选型确定前场地准备往往难以推进。因此，应基于工程总进度计划与现场实施要求，在政策条件允许情况下尽早确定设备厂家和型号，为设计和施工留足时间。同时，合理利用设备生产加工和运输周期，穿插完成图纸深化和场地施工，根据大型医疗设备安全安装与运行的实施要求，逐项落实场地的配套条件。

第7章　大型医疗设备用房施工阶段咨询管理

医院建筑是所有工民建建筑类型中最复杂的一种，除了因为其功能模块种类多、建筑体量大、使用材料复杂等因素外，各种大型医疗设备的设置进一步增加了医院建筑的复杂性，例如直线加速器、CT、MR 等大型医疗设备，已经成为现代诊断治疗行为中不可或缺的一部分。大型医疗设备的机房建设不同于其他医疗用房，对防护等级、结构荷载、供电系统、暖通系统等方面均有特殊的要求。医疗设备机房及配套用房的方案前瞻性、设计合规性、施工可靠性，直接关系医疗设备的安全运行。首先，由于大型医疗设备本身构造复杂，对机房的尺寸、结构承重及周边环境等有特定要求；其次，在医院新建项目建设过程中，常常面临医院学科规划方向调整，导致大型医疗设备配置需求变化，进而出现大量变更和项目推进困难的现象，这些都是大型医疗设备机房建设实施过程中遇到的重难点问题。为此，做好大型医疗设备机房建设的施工阶段高质量管理显得尤为重要。

7.1　施工阶段管控要点

大型医疗设备机房建设是一个多专业配合，多单位施工的建设过程。医疗机构所涉及的医疗设备、仪器、器械品类繁多，根据不同的机构定位和诊疗科目所需要的设备也不尽相同。本章仅提出一些常用且对医疗机构建设工程条件有一定要求的大型设备。包括影像类设备、检验类设备、手术类设备、口腔及耳鼻喉专业治疗设备等。

7.1.1　影像类设备

这部分是大家最熟悉也是最常用到的，例如 X 射线、CT、钼靶、MRI 设备等。当然如果医疗机构有肿瘤治疗专业项目，还会涉及直线加速器、伽马（γ）射线、PET-CT 等更大型的设备。这些设备对工程条件的需求主要分为土建基础条件以及电气预留条件 2 部分，涵盖了设备荷载要求、辐射（磁）屏蔽要求、电力供电要求、智能化控制等方面。而这些预留条件除了自身要掌握基本规律外，还需要尽早请对应的设备厂家工程师勘察场地及深化机房图纸，才能确保万无一失。每种品牌的设备、型号更新换代的速度较快，因此必须要充分听取厂家工程师的专业意见。

7.1.2 检验类设备

检验设备中对于工程条件有预留要求的主要是大型的生化检验设备以及专业检验项目所用到的生物安全柜等。其要求主要是针对给水排水（包括净化水要求）以及废气排放方面。在设计阶段和施工阶段前均应充分考虑设备在三级流程空间内的摆放空间及位置，从而定位预留点位位置。对于检验科室来说，还需注意洗眼器的排水点预留。

7.1.3 手术类设备

手术类设备包括手术吊塔、无影灯、手术台、各类一体化手术设备等。这类设备大多是对设备吊装的土建要求，通常需要在吊装位置提前设置加强结构。一体化手术设备大多也是与影像诊断类设备的需求一致，用于术中的影像检查使用。手术类设备不仅与设备厂家有关，还与手术室工程的专业施工单位有关。因此在图纸深化和施工阶段，都需要几方的共同协调确认。

7.1.4 口腔及耳鼻喉专业治疗设备

口腔及耳鼻喉专业治疗设备主要指口腔科的牙椅（治疗台）、口腔全景及牙科 X 射线设备以及耳鼻喉专业的听力检测设备。其中口腔科治疗台的需求相对复杂，其涉及到给水排水、电气以及医疗气体的预留需求；全景机和牙片设备则相对简单，主要是针对辐射防护的需求；耳鼻喉专业的测听设备则主要是对于声屏蔽装修的需求。这些专业设备都需要厂家工程师提前参与。除设备本身对工程条件要求外，通常还须考虑大型设备的运输和搬运条件，包括对工程机械的配合要求、搬运通道的要求等。

7.2 设备施工准备

大型医疗设备的施工实施涉及专项施工专业较多，除建筑、结构、水、暖、电 5 大专业，还可能涉及防护专项、精装专项、净化专项、弱电智能化专项等。施工前，各专项深化单位与设备深化及设备安装单位需要在施工总包协调下，进行工序规划、界面划分、人员安排等施工前准备，并通过项目管理方、监理方、设计方的审核方可进行施工准备。设备安装前，需要对其他专业的实施情况进行复核，并进行施工准备。

7.2.1　现场准备

主要包括如下内容：

（1）选择安装场地。秉持大型医疗设备独立成房的原则选择安装场所，加强其和病区距离的控制，以防相距过远而造成延时使用。

（2）设置使用电源。具体施工中，需联合使用主、辅 2 种电源，分别敷设零线和地线，现场测量接地电阻。

（3）有关硬件设施的处理。和安装场所有相关的硬件设备，例如房屋墙面、地面等，均要结合整体构造、承重性能予以固定、调整。

7.2.2　资料准备

安装验收期间，须全面掌握场地要求及环境设备等对应的技术参数。有关人员在落实资料采集、梳理、分析等工作后，要认真研究相关设备的各种信息，和项目执行小组协同拟定周密化的工作方案。

7.2.3　衡量设备的规格标准

新建医院在设计放射类机房前，需选取设备的主流厂家各种技术参数进行综合参考，以满足场地设计的条件。同时机房的地面要能承受主流品牌产品的最大承重。

7.2.4　注重设备的运输与安装

机房要预留足够大的吊装口，一般预留在机房的侧面或者顶部，待设备进场后再进行封堵浇筑；通道、拐角及门的宽度和高度要保证设备能够进入；应预留一部载重量、电梯空间相对较大的货运电梯，以保证有些较小的 CT、DSA 以及大的附件能够通过电梯进入机房。

7.2.5　大型医疗设备的吊装

大型医疗设备吊装时，医院内应当建设多条可供设备运输车辆的专用道路，道路的路基和地面强度能够支撑转运车辆正常通行。路面宽度一般要在 5m 左右，尽量保持道路的笔直性，即便存在道路拐点，也要保证拐点具备足够的角度，确保大型运输车可以顺利通行。

其次，如果设备需要安装在一楼以上的楼层或者地下室，就应对吊装位置进行计算，因此需要在建筑施工阶段就进行规划，吊装口尺寸应按最大设备最大尺寸预留。如果是将医疗设备转移至已经建成医院大楼中，则需要考虑汽车式起重机的伸缩臂工作半径，避免机械臂伸入大楼之间缝隙后无法旋转。若新建项目条件允许的话，可增加设备专用货梯。

7.2.6 设备机房框架结构建设

1. 地面建设

机房的地面要有足够承载力来够承受来自医疗设备带来的巨大载荷压力，防止出现地面沉降或者塌陷现象，地面整体厚度一般在 50cm 左右。地面应当铺设一层 3～4cm 厚的防辐射硫酸钡砂浆，要保证地面整体水平度，并做到防滑、清洁、无尘、防静电、防干扰。地面需要设置电缆沟，这样可以将设备线路埋设在电缆沟中，便于后期故障维修或者电缆抽取、穿设。必要时地面还需要设置一层排水渠，防止设备机房出现浸水现象，给大型医疗设备带来风险。另外，还要做好防静电和保温处理。

2. 墙体建设

大多数的医疗设备机房需要与控制室、设备间相连，设备电缆和管线需要进行穿墙处理，因此需做好混凝土墙体的放射线泄漏防治工作，此环节是设备机房墙体建设的重点和难点环节。大型医疗设备机房的防护墙体建设通常会选用普通的砖混结构，并且要保证防护墙体厚度。以直线加速器设备机房为例，墙体厚度一般为 2.5m，即便是射线能力偏弱的角度，其最薄的防护墙墙体也需要控制在 1.3m 以上，具体防护墙体厚度需要根据医疗设备的种类和射线放射量、穿墙能力进行设计。此外，还要注意墙体迷道设计的合理性，保证射线能够在迷道中不断衰减。

3. 屋顶建设

屋顶放射防护宜在上一层的地面进行。除供设备使用的照明电源线、通风管道等管线外，其他管线尽量避免穿越机房。如情况特殊必须穿越机房的，必须进行科学规划，为新风出口、机房空调出风口、设备吊轨等预留合适的位置，确保房间满足设备最低净高要求。（回旋、直线）加速器、伽马（γ）刀机房还需在天轨上预装倒链（俗称油葫芦）用于设备安装、检修等，也应提前做好规划设计。

7.2.7 设备机房电力系统建设

大型医疗设备对电力供应的要求较高，需要电力供应系统能够持续稳定的进行供应。

要保证电流和电压的稳定性，尽量将电源电压的波动控制在最低。在大型医疗设备启动和停机时，会出现比较明显的电源电压波动情况，因此需要为每个医疗设备安装一个单独的变压器（同时具备倒闸切换功能），同时要做好变压器线路的铺设工作，确保线路的合理性，并且要降低地线接地电阻，以确保安全性。

7.2.8　设备机房室内空气环境控制

大型医疗设备机房对于室内空气环境要求比较高，一般需要将室内温度控制在 20～23℃之间，环境湿度要控制在 40%～60%之间，同时保证没有灰尘，防止湿度过大引起设备部分系统短路或者其他故障现象。机房内要配备换气系统、空调系统和除湿系统，尤其是设备间，要保证其温度可以散发出去。由于机房内部为密闭空间，且主要通过空调系统完成空气交换，因此为了防止交换空气对周围环境造成影响，应保证换气管高于周围建筑物。

7.2.9　设备机房电磁隔离建设

大型医疗设备机房扫描间和操作间必须处于静磁场 1 高斯线以外的地方，避开或远离电、磁场干扰源。设备间必须处于静磁场 3 高斯线以外的地方；同一相电路的支线内不能同时使用高频治疗机和高频电刀等强功率发射源；不要将设备布置于变压器、大容量配电房、高压线、大功率电机等附件，以避免强交流磁场影响设备的工作性能。设备安装过程中对机房开孔等破坏防护层的步骤，需进行处理防止漏线。屏蔽门和铅玻璃也应达到相应的铅当量。屏蔽门采用电机控制，内、外均可打开，并设立门机连锁装置和安装警示灯。

7.3　施工进度管理

7.3.1　做好施工组织策划

做好施工组织策划，才能把医疗工艺设计落实在医院建设中。再好的医院设计和医疗工艺流程设计，如果没做好施工组织策划，便无法落实设计的意图，施工程序和流程也得不到保证，施工质量更无从谈起。对施工总承包方来说，只有把施工策划做好，才能保证施工过程顺利、安全、质量，把医院建设得好用、实用。

医院的大型医疗设备比比皆是，影像设备、手术室、消毒供应中心（室）、检验科、病理科、实验室、静配中心（PIVAS）、高压氧舱等都是需要大型医疗设备的“大户”。由于政策、技术发展、设备迁移更新等因素的原因，需要提前做好设计与施工组织。设备材料的采购时间、生产周期较长。为了等待一台设备进场，装饰封板、电缆敷设、暖通安装、弱电智能化等环节均处于“坐等”状态；设备进场的运输通道（门）的荷载、层高、宽度，吊装口的大小、方向、预留和回填（封堵），电气的电缆（沟）走向、点位，设备的固定安装等环节，均需要提前进行施工组织与策划。

7.3.2 尽早确定设备厂家

不同设备自身条件和对场地的需求不同，设备重量、基础定位、用电量、散热量等技术参数都需要在确定设备型号后才能获得，因此在设备选型确定前，场地准备往往难以推进。设备进场管理工作需要设备与施工高度配合，合理利用设备生产加工和运输周期，穿插完成图纸深化和场地施工。在政策条件允许的情况下，尽早确定设备厂家和型号，为设计和施工留足时间，有利于场地条件的落实。

7.3.3 进场及安装条件控制

全过程工程咨询单位进场后要查看本项目是否有大型医疗设备，例如核磁、CT、DR等。这些设备多为海外进口，订货周期长，运输及入关手续相对复杂，到场时间难以确定，且一些大型设备需要现场具备一定安装条件才能进场。其中对进场条件要求最苛刻的就是核磁共振设备。核磁共振设备进场前需要基础屏蔽装修、正式电、空调设备、临水等条件齐全方可保证核磁设备中氦气不挥发。核磁设备的工作原理是低温超导状态产生磁场，靠液氦维持低温状态，没有电力的供应，液氦蒸发，产生失超现象，设备损坏和液氦补充的成本都是巨大的损失，设备机房要求恒温恒湿少尘的工作环境，条件缺一不可。CT、DR设备进场前需要基础屏蔽装修完成。

1. 将医疗设备购买及进场时间优缺点分析结果上报建设单位进行选择

（1）提前购买设备可保证设备厂家提前进场，避免进场后需求与原设计不对口引起返工签证。但在前期资金占用较大，进度控制风险高，如已到设备进场日期，但现场不具备安装或存放条件，会对设备的安装及使用造成一定影响。

（2）临近订货在项目施工前期不占用资金，现场具备安装条件方可进场，进度控制风险相对降低。但如果无法满足医疗设备安装要求，可能会造成工程上的返工和签证，从而影响后期装修施工进度。

2. 待医疗设备厂家进场后对现场实际安装条件是否存在问题进行排查

监理单位及时组织医疗设备厂家及总包、消防、空调、智能化等参建单位召开专题会议，对医疗设备安装条件影响因素协调处理，形成专题会议纪要，各施工单位根据会议纪要严格执行。

7.3.4　医疗设备特殊要求，结构与进场路线问题

医院工程项目涉及大量的医疗设备，这些设备对结构、进场路线、吊装口、装修等均有特殊要求。全过程工程咨询单位需要充分了解这些特殊要求，并在施工进度计划中特别考虑。例如，可以根据施工进度计划编制医疗设备的预留预埋计划和进场计划，确保设备在需要时能够及时进场并顺利安装。

7.3.5　排布招标投标时间表

针对不同的医疗设备专业工程，监理部根据以往的项目经验及具体进度情况列出相应的招标时间表，根据相应的时间提醒建设单位进行工程招标。对于核磁、CT 等医疗设备多为进口设备，并且生产和运输周期较长，在时间表会中适当进行前置，从而保证招标投标的及时性。避免因为招标不及时，专业分包单位进场滞后，出现总包返工签证的情况。

7.3.6　二次深化设计

医院设备工程需由专业单位进行二次深化设计，深化设计需在土建施工中预留、预埋，并且各配套工程对主体施工有各自的要求，各配套工程施工时作业面交叉较多易产生矛盾，管理难度大，容易造成返工和造价增加，监理单位需对此进行重点管控。

工程开工后，监理单位对需进行二次深化设计的内容和前期土建施工需配合内容进行列表汇总，并根据项目进度计划要求，列出需二次深化设计内容的完成时间，并提交给相关单位。待二次深化设计完成后，监理部组织土建单位进行读图、讲图、反复推演，在土建工程施工到与需二次设计内容相关部位前，与二次设计及专业单位进行协调，明确二次设计对土建的要求，以及需土建在施工中配合预留预埋和需注意内容。核磁和 CT 设备需提前规划电源、设备安装运输通道、精密空调室外机位置等，在施工过程中组织相关单位对施工进度、要求进行把关，保证无问题后进行施工，保证过程中施工质量，避免出现大量返工情况。

7.3.7 BIM 模拟

建议采用 BIM 进行大型医疗设备进出场的路径模拟，并确定设备到场的精确时间，倒排前期各类配合工作的进度计划和工序安排，尤其关注设备吊装的路径、电梯的承重、设备间的隔墙预留等施工进度。

7.4 施工质量管理

在大型医疗设备建设过程当中，需要采用计划-执行-检查-行动（P-D-C-A）循环的方式来对其进行管控，同时要结合全面质量管理和精益管理的方式进行事前、事中和事后检查，确保整个施工过程中的质量管控，使施工效果能够满足实际使用需求。

7.4.1 事前控制

在机房建设过程中需提前制定预防措施对整个过程中可能会产生的问题进行防范，采取相应措施提升工程质量，防止出现各种各样的质量问题。

1. 明确质量计划

（1）大型医疗设备建设项目是医院建设施工的关键一环，因此需要提前和设备厂家进行协商，制定较为优化的方案，同时做好相应的屏蔽施工、土建施工等工作。

（2）在制定质量计划时还需考虑人力资源因素，同时对施工中可能存在的，例如各种资源是否能支撑整个工程完成，对各个工序要进行分析，判断其是否科学可靠等问题进行充分探讨。

（3）在施工过程当中注意质量控制点设置，以便更好地反映机房建设质量并对建设质量进行有效控制。对施工过程中所涉新工艺、新技术要进行相应质量监控，对控制难度较大的工艺要加设监控点，使建设质量能够进一步得到巩固。

（4）对具体的项目要制定具体的方案。例如在 DR 设备的机房建设过程当中承重梁的铺设螺栓间距、轨道水平等都是非常重要的指标，不同型号设备数据指标也不尽相同，因此需要对建设过程中相关指标进行较为明确的测定，尽量满足设备的使用需求。

（5）随着施工进度的推进需要对质量控制点进行优化选择，使质量控制人员在整个施工过程当中的监控更有针对性，使质量管控目标具体化以便于操作。在施工过程中，各分项工作都要采用 PDCA 的循环方式进行检查，实时优化和改进。对已完成的每道工序要做好检查工作，同时严格按规定的质量要求来进行监管，在工序达到相应的质量管控要求后，才能够进入下一道工序，对不合格工序要及时进行纠正或返工处理，在其满足质量标准要求后，才能进入下一环节。

2. 材料设备准备

（1）施工承包方从施工开始就要对材料的质量进行严格把控，通过有效的采购质量控制提升材料的质量，同时对施工材料进行定期或不定期抽样检验，使材料质量得到进一步保障，同时也能避免质量不达标的情况出现。

（2）应提前做好工程使用工具的调配工作，并确保其工作状态良好，保证工程顺利实施。同时，对需使用的工具应进行定期校准，使其能在许可使用期限内，在施工过程中确保工具的使用状态。库房也需制定工具调配预案，当工具使用出现问题时，可随时进行替换，确保不影响机房建设项目运行。还要做好个人防护用品的数量监管，同时保障其功能良好，加强安全生产能力。对一些安全施工设备，应提前安排进场，使保护作用得以发挥，不能在施工开始后才进行安排进场，这样易导致安全方面出现隐患。

3. 场地工作前准备

当医院与设备供应商签订采购合同后，设备技术工程师需踏勘现场并提供设计布局方案，设计单位根据技术工程师提供的场地技术要求进行施工图设计，场地准备要求如图 7-1 所示。同时，设计单位应结合业主需求给出项目的具体实施方案并与其进行讨论。通过有效的实地考察，设计单位能给出更加科学合理的施工方案，使业主能对具体的施工计划有所了解，以便针对以后可能发生的问题能更好进行沟通。

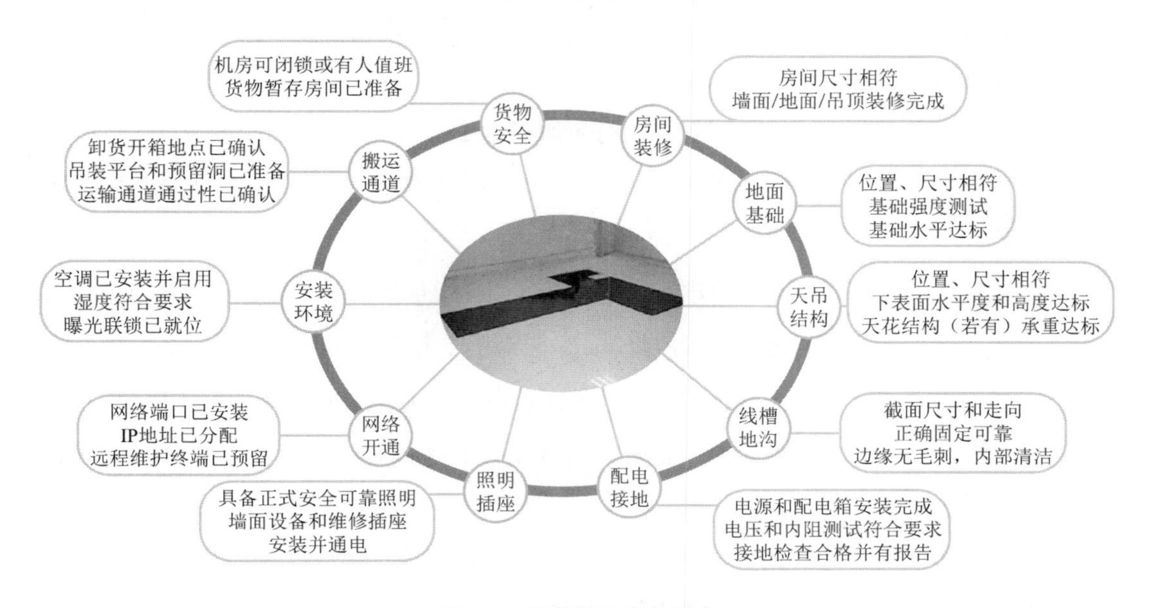

图 7-1　设备场地准备需求

7.4.2 事中检查

大型医疗设备的机房建设项目本身是有很多因素进行相互制约和关联，因此要对各道工序的质量进行相应的控制。

1. 场地检查

（1）场地工程师要根据各项目具体情况跟项目负责人实时沟通，对隐蔽工程做好监督工作，对场地准备过程中出现的问题要做到及时发现并尽快解决。

（2）施工承包方在施工过程当中需要进行严格地自我检查，对工艺质量进行管控和提升，对已经完工的工序要进行自检，对不合格的工序要进行纠正，待检验达标之后才能进行下一道工序。

（3）施工承包方对施工生产经验要及时进行总结并尝试将其应用于新的施工环境，尽量降低施工成本，使施工过程更加高效可靠且有序地进行。

（4）在场地工程完成时，项目负责人和设备技术工程师需逐项检查各项内容，例如设备技术工程师做好相应的评估工作，判断是否满足于设备的安装要求等，同时填写《设备安装场地状态检查表》意见。项目负责人要对其进行确认，对于没有完成的项目需在现场与设备技术工程师确定此时的场地状态是否会影响设备的安装，并督促施工方整改到符合安装要求为止。

2. 主设备安装

（1）在设备安装过程中要加强质量控制，在设备安装就位后及时做好电气连接、通电测试等工作，同时对设备外观进行检查。

（2）工程师不能凭个人经验对工具进行更改或者是省去安装手册当中的步骤，对一些要求没有理解到位时要进行进一步的确认。同时，如果发现安装过程中存在问题要及时对其进行纠正。

（3）安装工程工序变更时要向项目监督管理部门提出申请，并办理相应手续。质量管控工序在完成工序自检合后要通知质量监督员进一步检查，检查通过后才可进入下一道工序。

（4）通过改善循环供电系统保持电气设备工作状态的安全稳定使其能发挥更好的服务水平。机房建设中所涉及的所有电气设备都需按相应地区规定进行测试，通过测试后要定期对其做好检查工作。

（5）电气施工时需遵守相关规定，严格按照接线标准进行操作，确认无误后才能进行通电，要特别重视该过程以免出现严重安全问题。在设备测试充电后才能进入下一道工序。

（6）在进入系统校准之前，安装工程师要对设备各个控制单元进行整体性的检查，判断连线是否存在问题，系统是否能够正常工作，一旦出现故障就要对其原因进行排查和确认，并开展进一步调试校准，采取相应措施进行处理，避免在调试过程当中出现返工问题。对于不符合要求的参数要查找原因，纠正后需满足正常使用要求。同时要记录整个改进过程，并评估是否需要对于生产工艺进行改良，在经过改进之后才能进入下一道工序。

3. 工序质量控制

在项目施工过程中，要对工序做好相应的质量管理与检验，项目管理人员要加强预防，确保不合格的材料不得投入使用并得到及时的处理。需要对一些工序进行全面检查，确保机房整体建设过程中的施工质量，避免因后期质量不达标而导致返工。

4. 重点工艺工序质量控制

1）防辐射混凝土质量控制

（1）大型医疗设备采用钢筋混凝土作为防辐射的主材料，混凝土墙厚度最厚处能达到 3m，防辐射功能的实现主要靠混凝土自身。

（2）在浇筑混凝土时应按要求分层浇筑，控制好每层混凝土浇筑的厚度，在规定时间内浇筑完成，避免产生裂缝。浇筑完成后要及时做好喷水养护，避免因干缩造成裂缝。对混凝土喷水也是为了给大体积混凝土降温散热。

（3）放射治疗机房建设过程中，对混凝土密实度的控制为此类机房建设的关键节点，施工过程中施工缝的留设及断缝方式都需进行详细的研究，确保后期墙体无任何通缝。浇筑后的混凝土养护及温度控制也是机房建设的关键节点，建议参照大体积混凝土施工工艺进行养护。

2）防水控制

在施工过程中应做好防水施工，避免大型医疗设备因用房可能出现的漏水及潮气等导致设备损失。特别是位于地下室的主机房，需重点考虑防潮防水，以保证设备的正常运行，设备导出数据的准确性。机房的地面、墙面、顶面 6 个面均需要做好防水施工。建设单位应要求大型医疗设备机房进行防水施工时，监理单位应对施工过程全程监督，确保施工质量满足要求。

3）施工专项工序控制

科学合理安排各个施工分项工程与设备安装的时序。尽可能在设备安装前基本完成包含内装、防护等各专项的施工工作，避免项目安装完成后进行施工。此外，结合医院项目的施工进度，建议在项目主体结构封顶后，及时开展大型医疗设备的采购工作。

4）装饰面保护

由于大型医疗设备安装，都是在室内装修完成后进行。设备通过起吊点到达相应楼层后，通常离机房还要一段距离。在楼层运输过程中，需要注意装饰面的保护。

7.4.3 事后验收

项目收尾阶段的质量管理主要是对已完工的现场和设备进行有效的保护和管控。

1. 设备试运行设备安装调试

在设备安装过程中，项目部门要按质量计划中所规定的指标要求和采购合同中所规定条款对其进行全面的质量检查与评定，判断项目是否达到预期目标，在试运行期间还应做好其可靠和稳定性测试工作，并及时修复存在的问题。同时，将所有过程记录在维修日志中，避免该问题在设备安装过程中重复出现，在过程结束后还要对设备进行重新测试确保其可正常投入使用。

2. 设备验收工程验收

在通过设备试运行期后，项目部门要根据各项调试结果如实填写相应的调试报告，并报给卫生部门和质量监督局进行最终验收。

3. 缺陷责任期

在工程验收的一年内，施工单位需对现场进行相应的维护和保养，同时设备厂家也要做好相应的设备升级工作，并在设备培训等方面提供支持指导，确保大型医疗设备能有效运行。

7.5 施工安全管理

7.5.1 运输控制要求

1. 包装要求

（1）内外包装

医疗设备在运输前需进行适当包装。内包装作用是保护设备各部件免受震动、碰撞和挤压等外力的影响；外包装则是为保护设备在运输途中免受外界环境损害，例如温度、湿度、灰尘等。

（2）包装材料

医疗设备的包装材料应选用耐震动、防撞击、防静电、抗氧化等性能较优的材料。普遍选用的包装材料有气泡纸、泡沫塑料、木箱、塑料袋等。

（3）标识

包装上应有标志清晰的标识，包括设备的名称、型号、生产厂商、重量、尺寸等重要信息，以便于运输人员进行识别和操作。

2. 环境要求

（1）温度

医疗设备运输过程中应保持适宜温度范围，以防止设备内部产生过热或受冷冻影响。一般来说，医疗设备运输温度应控制在 5～40℃之间。

（2）湿度

湿度对某些类型的医疗设备来说非常重要，过高或过低的湿度都可能导致设备内部电路短路或腐蚀。医疗设备在运输过程中的湿度要求视设备具体要求而定。

（3）震动

医疗设备对震动非常敏感，因此在运输过程中应尽量避免设备受到振动和冲击。如果无法避免，在包装和固定上应采取相应措施来保护设备。

（4）光线

部分医疗设备对光线和紫外线敏感，因此在运输过程中应避免阳光直射或长时间曝光。

3. 运输要求

（1）运输工具

医疗设备的运输工具应符合相关的运输标准，例如货车、飞机、轮船等。针对不同类型设备，在运输前应确定合适运输工具。

（2）装卸

设备的装卸过程可能会对其造成损坏，因此应由经过专业培训的工作人员负责，并采取适当的装卸措施，例如使用专用设备、汽车式起重机等。

（3）固定

医疗设备在运输过程中应保持稳固，不得晃动和滑动。可使用绳索、塑料薄膜、气囊等材料进行固定，以确保设备在运输过程中保持稳固。

4. 特殊设备运输要求：

（1）放射性设备

放射性设备在运输过程中需要遵守国际放射性物质运输规定，并符合各国的法律法规，以确保放射性物质的安全和防护。

（2）生物医疗设备

生物医疗设备是指涉及人体组织和生物材料的设备。在运输过程中，应保持设备的冷藏或低温状态，并遵循相关的血液运输和致病体处理的要求。

（3）大型设备

大型医疗设备，例如核磁共振仪、CT 扫描仪等仪器的运输需要特殊的运输工具和设备，以确保其安全性和稳定性。运输前应制定详细的运输计划，并组织专业人员进行操作和监督。

5. 运输文件要求

（1）运输许可证明

医疗设备在跨国运输时需要办理相应的运输许可证明，以便进出口海关的查验和放行。

（2）清单和单据

运输前应编制设备的清单和单据，并确保上述文件的准确性和完整性。清单和单据应包括设备的名称、型号、数量、重量、尺寸等重要信息。

（3）质量报告和保修单

运输前应检查设备的质量报告和保修单，并妥善保管以备后续使用。

7.5.2 室内运输路径控制

运输路径的选择考虑以下几个原则：

（1）结合消防车道设置运输路径，考虑运输设备的货车或起吊机械沿消防车道到达指定位置。

（2）结合建筑平面设置室内医疗设备的运输路径，首先是利用建筑的走廊，走廊需要大于设备运输最小宽度。其次是利用非设备房间（运输通道上若有房间，则房间的墙体后砌）作为运输路径。但医疗设备的安装都比较滞后，假如运输路径穿过空调机房，可能需要拆除管线才能运输设备，加大运输难度。此外，运输路径也要躲开地面采用地砖或其他易碎的部位，避免运输设备时压碎地面。

7.5.3 吊装安全控制

大型医疗设备吊装项目技术复杂，具有较大的组织、协调工作量，还具有较高的安全风险，而核磁共振设备不仅重量大，而且对周围环境要求高。加强大型医疗设备吊装技术管理与安全控制，是保障医院设备吊装工程科学、严谨、合理发展的客观条件。

1. 严格控制负载

（1）大型医疗设备吊装涉及的项目多样，每个项目的负载要求存在较大差异。因此，在计划吊装作业时，应严格按设备承载能力和负载要求进行合理的负载计算。需要医院、设备厂家、建筑公司与吊装公司等多家单位密切合作，充分了解设备的技术参数以及工程的实际情况，确保在吊装过程中不超过设备的负载极限。同时，制订明确的吊装方案，应涵盖负载分配、吊点选择等方面，确保在吊装作业中负载得到有效控制。

（2）建筑行业的吊装作业通常涉及复杂多变的工程环境，需要充分考虑外部因素对负载的影响。例如建筑工地可能受到强风、地震等因素的影响，这些外部因素可能导致设备的承载能力发生变化。因此，在吊装作业前，应综合考虑工程环境的特点，进行风险评估，并根据实际情况进行负载调整和控制。同时，在吊装过程中要保持实时监测，确保外部环境的变化不会影响设备的负载稳定性。

（3）大型医疗设备吊装作业需要多个部门和单位的协同合作，因此信息传递和沟通至关重要。在负载控制方面，需要医院，建筑公司、吊装公司、设计单位等各方保持紧密合作，确保负载要求在各个环节得到准确传达和理解。此外，建筑工地常常存在施工进度紧张的情况，可能导致负载控制方面的疏忽。因此，项目管理团队应制订合理的施工计划，确保吊装作业有足够的时间进行负载计算和调整，避免因时间压力发生负载超限的情况。

2. 加强吊装技术管理

（1）吊装前期调研

编制吊装方案的前提是前期的吊装策划和调研，主要内容包括管理模式和吊装规划、设备概况、汽车式起重机资源、施工环境等。设备吊装前，需按照项目实施的总体规划来部署大型设备吊装工作，了解大型设备设计和制造单位、设备交货状态及供货日期、设备制造图，以及实际落实吊装工程的施工环境等条件，包括吊装场地的地质情况、设备平面布置情况、场内运输道路情况、气候条件等。

（2）吊装前期策划

在项目施工前期，针对每个吊装工程的实际特点，结合前期调研所掌握的基础资料，组织相关专业技术人员编写项目施工策划，根据总体平面布置、场地预留、地基处理方案、吊装方法、多台吊装设备吊装顺序、设备进场与卸车、吊装工作网络计划等方面做总体规划。

（3）编制吊装技术方案

吊装工作围绕技术方案来组织实施。因此，必须在前期掌握的基础资料的基础上，与业主、设计单位、制造单位和运输单位深化交流协作，编制完善合理的吊装技术方案。吊装技术方案追求理论依据充分、可操作性强，吊装组织安排合理等方面。

（4）加强施工技术交底

技术方案一旦经过批准，施工人员应按要求进行吊装工作，维护技术方案的权威性和指导性，不得随意变更技术方案，不得擅自变更吊装方法。另外，还需专门成立由相关人员组成的吊装技术领导小组。

3. 加强吊装安全措施

（1）建筑行业的吊装作业通常需要在复杂多变的工程环境中进行，易受到外部因素，例如风、震动、天气等因素的影响。为加强吊装安全措施，必须在作业前进行全面的风险评估，识别和评估各种潜在风险。并根据评估结果，制定适当的吊装方案和安全措施，确保吊装设备在各种环境下都能安全运行。此外，还要充分考虑外部因素的变化，随时调整和优化安全措施，以确保吊装作业的安全性。

（2）大型医疗设备吊装涉及重要结构和设备的运输和悬挂，吊装操作的每个环节必须严格按照安全标准和规程进行。为加强吊装安全措施，必须对各个操作环节进行详细规划和监控。设定吊点、使用吊具、操作程序时需要严格遵循规范，确保操作的安全性和可靠性。此外，还要加强现场监督和检查，确保操作人员具备专业的技能和经验，严格执行吊装安全措施，避免人为因素引发的事故。

4. 制定应急预案响应机制

编制大型设备吊装突发事件应急预案，及时处理各种应急事件，是大型设备吊装的关键。一旦发生紧急事件，须立即启动应急预案，向项目部报告，亦可根据紧急事态情况直接报告地方相关救援机构。项目部成员接到报告后，须立即赶到现场，组织人员进行应急救援，同时向项目部应急组组长报告，报告后不得离开现场。

7.5.4 沉降控制

放射治疗机房建设过程中的沉降问题需要在项目前期充分考虑。大量混凝土在较小范围内进行浇筑，导致放射治疗机房的整体荷载较大，需请设计单位根据地勘资料考虑，或在施工中就预留相应的沉降量来满足后期机房门洞的设备安装最小尺寸，以免在项目后期遇到设备无法进入的麻烦。

7.5.5 安装控制

大型医院的医疗设备造价昂贵，精度要求高且尺寸较大，从采购、安装调试完毕往往需要很长的一段时间，且设备的采购均由业主自行采购，其安装一般均有厂家负责。作为施工总承包项目，在该实施过程中，重点控制在安装和吊装的配合上，设备安装时需要注意设备的尺寸、设备是否可以拆卸等方面；在土建和装饰施工阶段要注意楼梯、走廊和房间门的尺寸等方面，确保满足设备的安装需求。

7.5.6　重点工艺控制

1. 大体积混凝土施工控制

1）施工程序管控

根据《危险性较大的分部分项工程安全管理规定》，医疗设备机房所涉大体积混凝土浇筑，须要编制支撑体系专项方案并进行专家论证。同时，在既有建筑内改造更是受到施工器械、施工场地等多方面限制，施工前要对参建各方尤其是施工作业班组做好技术交底，避免不必要返工。排架搭设应严格按照平面图纸放线定位，对拉螺杆、木方及钢管布置应严格按照专项方案实施。每道工序施工完成后应由项目部组织监理、施工、质量、安全、技术等管理人员跟踪验收，上一道工序验收合格后方能进行下一道工序施工，并做好书面记录、文件存档。

2）密实度控制

放射治疗机房建设过程中，对混凝土密实度的控制为此类机房建设的关键节点，施工过程中施工缝的留设及断缝方式都需进行详细的研究，确保后期墙体无任何通缝。浇筑后的混凝土养护及温度控制也是机房建设的关键节点，建议参照大体积混凝土施工工艺进行养护。

3）防开裂措施

（1）避免混凝土出现干缩裂缝是保证机房辐射防护效果的关键。在机房混凝土浇筑前，应做好专项施工方案，机房区域混凝土须分层浇筑，上层混凝土浇筑须在下层混凝土初凝前进行，浇筑过程中应该加强振捣，避免漏振、过振，最终一次成型。

（2）大体积混凝土配合比的控制也是保证机房辐射防护效果的关键因素，应进行充分地设计优化、论证。建议适当提高含石量、掺入氧化镁类膨胀剂，在大体积混凝土内部温度下降阶段产生适量膨胀，达到增强混凝土稳定性、补偿部分温度收缩的效果。

（3）混凝土浇筑完成后应加强养护，重点关注保温和保湿环节，可采用塑料薄膜或土工布进行覆盖，必要时可采用棉被进行养护，且充分保证养护时间。

4）模板支设及钢筋绑扎

出于防辐射需要，大型医疗设备机房底板、墙、顶板往往都是超厚的大体积混凝土构件，荷载重，其支模体系必须安全可靠，模板支撑系统必须进行详细的专项设计，设计应综合考虑支模体系、混凝土自重、泵送堆载、施工荷载与振动器振动荷载等方面，确定方案后进行支模体系验算。同时，为保证侧模刚度，要有可靠的拉结措施；在混凝土浇筑过程中应注意控制浇筑次序及浇筑速度，在浇筑过程中尽量减小对板面的横向扰动，减少对架体的横向荷载；由于墙体较厚，钢筋排数多，要合理确定钢筋绑扎顺序。

2. 预埋件施工控制

基于医疗设备用房防辐射控制，由于穿越墙板的孔洞、预埋套管与混凝土结合处是整个防辐射体系构筑的薄弱环节，处理不当会造成射线泄漏；根据射线只沿直线传播的特性，在施工时可采取拆线形式，即所有穿墙洞口、管线孔洞形式不能直通，进行施工处理。

3. 设备基础施工控制

对于大型医疗设备机房，一般需将设备荷载交给设计院复核后进行施工。施工时，应在机房内先定位弹线，后浇筑基础。在基础浇筑时，应根据图纸确定好预埋螺栓杆或预留螺孔的位置。若预埋件位置不准确或事后开孔，容易导致基础破裂及机器底座松动。基础浇筑完成后，应在 2h 内找平，否则容易起壳，使机器不平衡，给仪器检测的准确性带来巨大隐患。

4. 防护门窗施工控制

对于 DR 机房等设施，选择铅当量合适的防护门和防护窗是机房满足放射防护要求的重要保障。由于其施工不同于普通门和窗户的安装，需要填充缝隙较大，故防护门窗的安装是放射防护施工容易出现问题的薄弱环节，缝隙的填充效果将直接影响到防护性能。建议采用硫酸钡砂浆等密度较大的材料作为填充和密封剂，然后用铅皮进行搭边处理。

5. 电气布线与设备安装控制

（1）电气布线直接关系到设备的供电和运行。在电气布线施工过程中，要严格按照电气设计图纸和电气安装规范进行操作，确保布线的安全性和可靠性。对涉及到高压电气设备的布线，例如直线加速器的高压供电线路，要采取特殊的绝缘和防护措施，确保电气设备的安全运行。

（2）设备安装是大型医疗设备用房施工过程中的关键环节，直接影响到设备的性能和稳定性。在设备安装过程中，要严格按照设备安装图纸和安装规范进行操作，确保安装位置和安装方式符合要求。对涉及到精密调整的设备，例如核磁共振设备的主磁体安装，需要采取特殊的安装工艺和设备，确保设备的精确安装和校正。

（3）在电气布线和设备安装过程中，需要进行电气和机械设备的检测。对于电气设备，要进行绝缘测试、接地测试等检测，确保电气设备的安全性和可靠性。对于机械设备，例如直线加速器、CT 等设备，要进行性能测试和安全评估，确保设备的性能指标和技术要求符合设计要求。

6. 设备调试和运行试验：

（1）在大型医疗设备安装完成后，需要进行调试和运行试验，以确保设备能够正常工作，并且满足性能指标和技术要求。在调试和运行试验过程中，要注意监测设备的运行状态和参数，及时发现并解决问题，确保设备的稳定性和可靠性。特别是对于大型医疗设备例如核磁共振设备、重离子加速器等设备，还需要进行特殊的设备调试和运行试验，确保设备的稳定性和安全性。

（2）对涉及辐射的医疗设备，例如直线加速器、CT 等设备，必须通过辐射防护测试，包括辐射水平的测量和辐射防护设施的评估，确保辐射水平符合安全标准。

7.6　验收阶段管理

7.6.1　分部分项工程验收

（1）过程验收

在施工过程中，对各分部分项工程进行过程验收，及时发现和纠正问题，确保每一阶段工程质量。

（2）隐蔽工程验收

对隐蔽工程，例如管线铺设、地基处理等工程项目进行专项验收，确保隐蔽工程的质量安全。

7.6.2　竣工验收

（1）自检与预验收

施工单位完成施工后，先进行自检和预验收，发现并整改问题。整改完成后，提交竣工验收申请。

（2）联合验收

组织设计单位、施工单位、监理单位和使用单位等多方共同进行竣工验收。验收内容包括工程实体质量、施工资料、设备调试等。

7.6.3 设备调试与试运行

（1）设备调试

对所有安装的医疗设备进行全面调试，确保设备正常运行。调试过程应有详细记录，并由设备供应商和施工单位共同确认。

（2）试运行

设备调试完成后，进行一定期限的试运行，观察设备运行情况，发现并解决潜在问题，确保设备正式投入使用时的稳定性和可靠性。

7.6.4 验收文件编制

（1）验收报告

编制详细的验收报告，记录验收过程、验收结论和存在的问题及整改情况。验收报告应由参与验收的各方签字确认。

（2）档案归档

将施工过程中的各类资料、验收报告、设备调试记录等归档保存，形成完整的施工和验收档案，便于后续查阅和管理。

第8章　医用直线加速器设备机房案例分析

本章结合重点医院工程项目，针对直线加速器设备用房开展工程案例分析，对项目全过程管控中所涉及报批报建、屏蔽防护专项设计、设计管理、施工管控等阶段重难点问题及对策措施进行提炼总结，形成有针对性的解决方案，为后续其他医院工程项目的大型医疗设备用房的建造提供参考。

8.1　医用直线加速器概述

1）放射治疗及其基本流程

放射治疗是一种利用放射线治疗肿瘤的局部治疗方法，在当前医院中被广泛应用于癌症治疗。在治疗过程中，患者需要通过穿透、射线等方式对肿瘤进行照射，从而杀死肿瘤细胞。

患者放射治疗过程主要包含制作模具、CT 定位、计划设计、模拟定位、治疗实施 5 个阶段，放射治疗流程示意图如图 8-1 所示。其中计划设计不需要患者参与，其他阶段患者的配合程度直接影响着疗效。

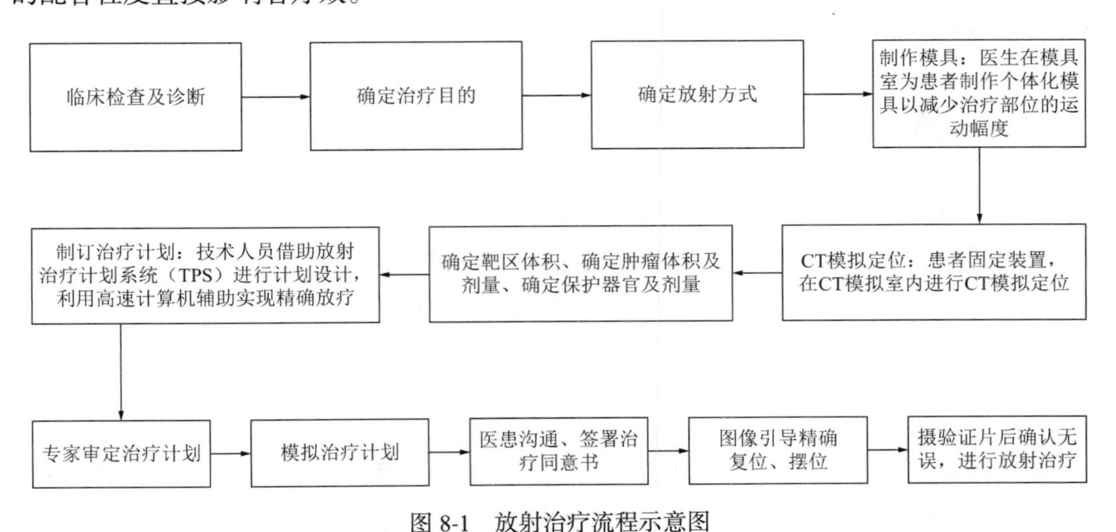

图 8-1　放射治疗流程示意图

2）医用直线加速器组成

目前最主要的放射治疗装置是医用电子直线加速器，已有七十余年的应用历史。医用电子直线加速器是以磁控管为微波功率源的驻波或行波型直线加速器，包括沿水平轴旋转光子束框架、沿垂直轴旋转的治疗床、控制光子束准直器、定向架或变形塑料定向架等装置。典型医用直线加速器示意图如图 8-2 所示。

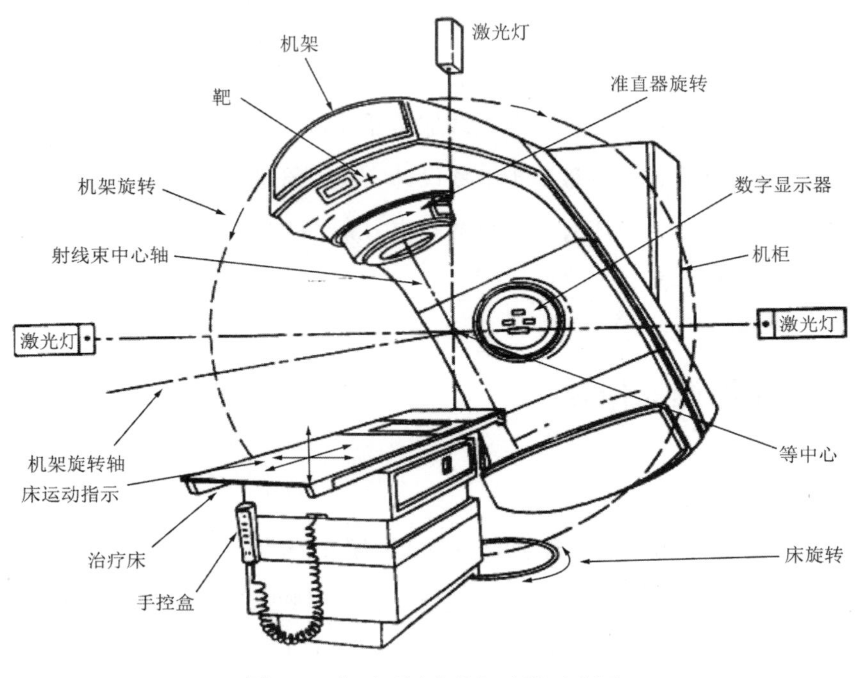

图 8-2　典型医用直线加速器示意图

8.2　直线加速器工作原理及流程

8.2.1　工作原理

在医用直线加速器中，电子被加速到高能量状态，在磁场作用下沿直线轨迹运动，从而产生高能 X 射线和高能电子束。因此，医用电子直线加速器既可利用电子束对患者病灶进行照射，也可利用 X 射线对患者病灶进行照射，杀伤肿瘤细胞。

8.2.2　工作流程

X 射线治疗：电子从发射源射出，进入真空加速管加速，经磁偏转装置转向射向高原子序数的金属靶，电子同金属靶的原子核相撞，速度骤减并损失部分能量转换为 X 射线，经平板滤片过滤不必要的射线，剩余有用线束经二次准直后射出。

电子线束治疗：电子从发射源射出，进入真空加速管加速，经磁偏转装置转向（一般为 90°或 270°)，通过电子扩散箔使电子均匀射出，形成电子线束。经散射箔扩大射束直径，再通过光阑提高电子束射野的均整性，最后由输出窗射出达到患者病灶实现治疗目的，即初始电子束直接引出并经散射、均整后用于患者的治疗。

X 射线和电子束治疗模式结构示意图如图 8-3 所示。

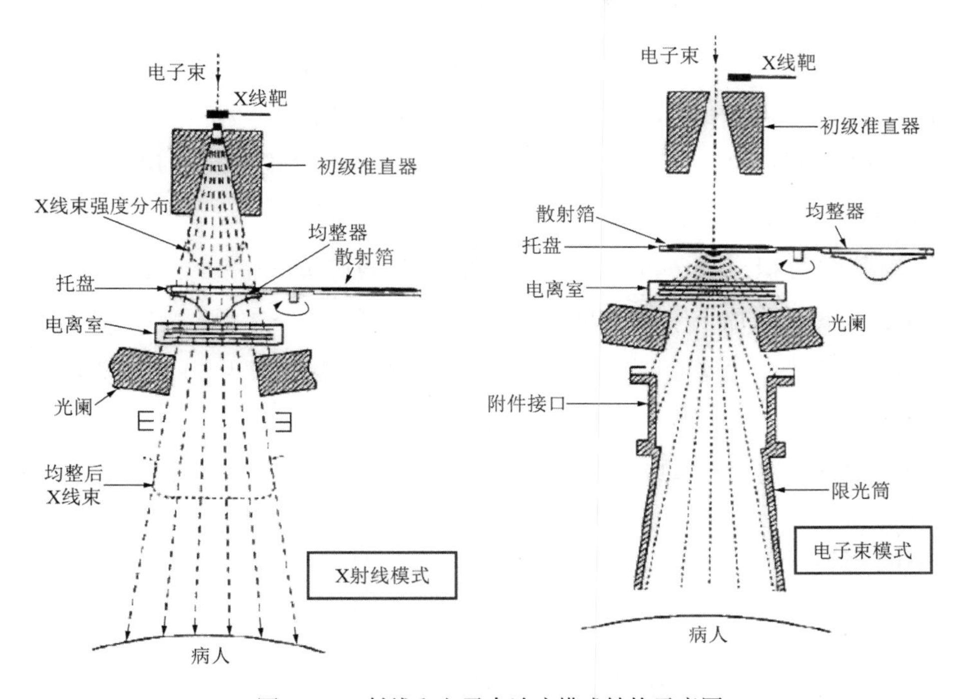

图 8-3　X 射线和电子束治疗模式结构示意图

医用直线加速器在放射治疗中发挥着重要作用，通过高能放射射线，精确瞄准治疗部位，具有快速、准确、非侵入性等优点。但使用医用直线加速器进行放疗需经过专业训练和严格安全控制，以确保患者的安全和治疗的有效性。

8.2.3　研究意义

医用直线加速器作为结构极其复杂的一种大型放疗设备，其工作原理极为复杂，需要特定的空间环境作为支持，且其所产生的射线能量较高，对建筑结构功能具有特别的屏蔽防护要求，对工作及环境条件要求高。针对直线加速器用房荷载大、辐射强等特点，需要开展特殊的平面设计、结构设计、屏蔽防护设计和施工组织等工作，在项目全过程进行有针对性的管控。对医用直线加速器全咨管控进行针对性研究，研究成果对保障直线加速器机房结构建设使用的安全性和耐久性具有重要参考指导价值，同时对推动大型医疗设备机房建设行业发展具有重要意义。

8.3 江山市人民医院迁建工程案例分析

8.3.1 项目概述

江山市人民医院迁建项目位于江山市城东新城南部区域，西侧贴临须江，东侧是在建规划道路江东大道及315省道，北侧是连接城东新城与城南的山海路，南侧为河流和水库；江山市人民医院迁建项目定位为医疗、教学、科研、急救、预防保健、康复于一体的三级甲等综合性医院，规划床位数1500张，日门诊量4500人次。

项目总占地面积122164m^2，总建筑面积209915.05m^2，其中地上建筑面积为166606.7m^2，地下室建筑面积为43308.35m^2，地上12层，地下1层，高度56.2m，结构形式为框架-剪力墙结构，抗震设防烈度为六度，主体结构使用年限为50年。建筑耐火等级：地下室一级、医疗综合楼一级、其余建筑二级。防水等级：地下室一级（交配电房、发电机房的地下室覆土顶板、种植屋面、地下医疗用房防水等级一级）、屋面一级。

8.3.2 平面布置

1）工作选址

本项目放疗中心单元位于地下一层西北端，其东侧为土壤层，南侧为污物中心和后勤中心，西侧为营养食堂，北侧为土壤层，下方为土壤层，上方为室外绿化带，所处区域相对孤立，避开了人员往来密集区，满足放射治疗设施一般单独建造或建在建筑物底部的一端的标准要求。

2）平面布局

本项目分为医生内部生活工作区与治疗区两部分。医生内部生活工作区包括：模具室、物理室、计划室、示教室、办公室、医生卫生间、更衣室等区域；治疗区包括：直线加速机房、模拟定位CT（配合直线加速器使用）、控制室、诊室、设备间、患者卫生间等区域。

本项目1号加速器机房和2号加速器机房相邻，南北对称建造。1号直线加速器机房的东侧为土壤层，南侧为2号直线加速器机房，西侧为其候诊区、控制室和水冷机房，北侧为土壤层和后装治疗机房，正上方隔土壤层为地面院内的室外绿化带，下方为土壤层。

2号直线加速器机房的东侧为土壤层，南侧为排烟机房、会议室、模拟CT定位机房及其控制室，西侧为其候诊区、控制室和水冷机房，北侧为1号直线加速器机房，正上方隔土壤层为地面院内的室外绿化带，下方为土壤层；1 号加速器机房和 2 号加速器机房均设有治疗室、控制室及其他辅助设备用房，治疗室与控制室及其他辅助设备用房分开设置，西侧设有“L”形迷道入口，由迷道内墙和迷道外墙组成，迷道口设有防护门（拟采用电动移门），主射束向南北两侧及上下照射。

3）放疗科机房平面放射分区

根据《电离辐射防护与辐射源安全基本标准》GB 18871—2002，放射性工作场所一般分为控制区和监督区。控制区是指需要和可能需要专门的防护手段或安全措施的区域；监督区是指通常不需要专门的防护手段或安全措施，但需要经常对职业照射条件进行监督和评价的区域。

本项目将 1、2 号加速器机房、后装治疗机房和模拟 CT 定位机房设置为控制区，并在机房防护门外地面上设置明确的控制区标识。将与上述机房相邻的非治疗室的其他区域，包括控制室、水冷机房、候诊区等设置为监督区（表 8-1）。

表 8-1　放疗科机房控制区和监督区划分

工作场所		控制区	监督区
放疗中心	1、2 号加速器机房	加速器机房（含迷道）	控制室、水冷机房、新风机房、排烟机房、会议室、缓冲空间等区域
	模拟 CT 定位机房	模拟 CT 定位机房	控制室、机房防护门外 1m 区域
	后装治疗机房	后装机房（含迷道）	控制室、防护门外 1m 区域等区域

4）机房平面流线分析

医护人员在控制廊内操作仪器，患者从外侧进入扫描室，有单独候诊区和出入口，医技人员工作流线与患者就诊流线清晰区分，不存在流线的交叉问题。提前预留设备通道，满足设备顺利进入机房进行安装、使用。

5）墙体防辐射设计

本项目直线加速器房间位于地下一层 2-12 轴～2-14 轴交 2-C 轴～2-G 轴，底板位于地下室范围内，由于房间具有一定放射性，设计为超厚钢筋混凝土结构详见表 8-2。

表 8-2　详细信息

项目	内容	项目	内容
定位	地下一层 2-12 轴～2-14 轴交 2-C 轴～2-G 轴	混凝土强度等级	C35P6
层高	7.4m	墙厚	600mm 、900mm 、1000mm 、1600mm 、1800mm、3000mm
标高	底板标高−5.8m，顶板标高 1.6m	板厚	底板 1000mm，顶板 1800mm，局部 3000mm

8.3.3 设备技术参数

1）设备配置

本项目放疗科设备配置详见表 8-3。

表 8-3 设备配置

所在建筑	工作场所名称	机房名称	辐射源项（射线装置/放射源/非密封放射性物质）	数量
住院部病房楼地下一层	放疗科	1、2 号医用电子直线加速器机房	2 间机房各新增 1 台医用电子直线加速器（最大 X 射线能量 15MV，最大电子线能量 22MeV，主射方向均为南、北、顶棚与地面方向，由于设备型号未定，设备等中心处最大剂量率本项目保守按 1.44 × 10°μGy/h 进行预测分析，属于Ⅱ类射线装置）	2 台
		后装治疗机房	使用 1 台后装治疗机，后装治疗机内含 1 枚放射源 192Ir，活度为 3.7 × 10′Bq，属Ⅲ类放射源	1 台

2）防辐射设计

本项目放疗科防辐射设计详见表 8-4、表 8-5。

表 8-4 防辐射设计

机房名称	1 号直线加速器机房	2 号直线加速器机房	后装机机房
防护材料	混凝土（密度 ≥ 2.35g/cm³）	混凝土（密度 ≥ 2.35g/cm³）	混凝土（密度 ≥ 2.35g/cm³）
东墙	主屏蔽 2500mm 混凝土 次屏蔽 1800mm 混凝土 主屏蔽墙宽度 5500mm	主屏蔽 3000mm 混凝土 次屏蔽 1600mm 混凝土 主屏蔽墙宽度 5500mm	迷道内墙 1400mm 混凝土 迷道外墙 1800mm 混凝土
南墙	迷道内墙 1400mm 混凝土 迷道外墙 1800mm 混凝土	迷道内墙 1400mm 混凝土 迷道外墙 1800mm 混凝土	900mm 混凝土
西墙	主屏蔽 3000mm 混凝土 次屏蔽 1600mm 混凝土 主屏蔽墙宽度 4000mm	主屏蔽 3000mm 混凝土 次屏蔽 1800mm 混凝土 主屏蔽墙宽度 4000mm	900mm 混凝土
北墙	次屏蔽 1600mm 混凝土	次屏蔽 1600mm 混凝土	600mm 混凝土
顶棚	主屏蔽 3000mm 混凝土 次屏蔽 1800mm 混凝土 主屏蔽墙宽度 4500mm	主屏蔽 3000mm 混凝土 次屏蔽 1800mm 混凝土 主屏蔽墙宽度 4500mm	900mm 混凝土
地面	700mm 混凝土 + 400mm 轻质混凝土回填	700mm 混凝土 + 400mm 轻质混凝土回填	700mm 混凝土 + 400mm 轻质混凝土回填

表 8-5 放疗机房防护门窗表

机房名称	1 号直线加速器机房	2 号直线加速器机房	后装机机房
门窗名称	电控防护门	电控防护门	电控防护门
门窗型号	RMDc20-1623	RMDc20-1623	RMDc10-1623
材料尺寸（mm）	1800 × 2500	1800 × 2500	1800 × 2500

续表

机房名称	1 号直线加速器机房	2 号直线加速器机房	后装机机房
墙体留洞尺寸（mm）	1600 × 2300H	1600 × 2300H	1600 × 2300
防护当量（mmPb）	4mm 钢板 + 20mmPb 铅板 + 150mm 含硼聚乙烯（含硼 10%）	4mm 钢板 + 20mmPb 铅板 + 150mm 含硼聚乙烯（含硼 10%）	4mm 钢板 + 10mmPb 铅板
单位	套	套	套
数量	1	1	1
专用防护套	镀锌钢板喷涂	镀锌钢板喷涂	镀锌钢板喷涂

8.3.4 重难点及对策措施

1）报批重难点及对策措施

（1）重难点分析

依据《放射诊疗管理规定》及《放射性同位素及射线装置安全许可管理办法》相关规定，屏蔽防护工程应及时做好规划设计、建设前组织完成职业病危害放射防护预评价（简称预评价）、建设项目环境影响评价（简称辐射环评），在完成预评价及辐射环评前，直线加速器机房无法施工，影响施工进度安排。

（2）对策措施

通过有资质的卫生、辐射环评服务机构出具的《职业病危害预评价报告》《卫生学预评价报告》和《辐射专项环境影响评价报告》，向当地的卫监和环保部门申请行政审批。行政审批的内容是初步设计和施工图设计的主要依据，设计方案取得卫监和环保部门的行政审批意见，并向规划部门备案后可进行后续的初步设计和施工图设计。

2）屏蔽防护专项设计重难点及对策措施

（1）重难点分析

①直线加速器机房屏蔽防护措施包括 3 部分：墙顶地防护涂料或铅板、屏蔽防护门窗、穿墙机电管线防护。防护材料位于土建基层及面层装修材料之间，屏蔽防护专项与土建专业、装修专业间存在很多交叉界面，容易重复或遗漏。

②屏蔽防护作为独立的医疗专项，设计可由建设单位直接分包，此情况下，专项设计单位与主体设计单位之间无合作关系，设计信息不对等，易出现主体设计单位图纸不满足专项设计要求，或两边图纸对不上的问题。

（2）对策措施

①界面管控

a. 在屏蔽防护专项设计前，总结其他项目屏蔽防护专项施工界面，尽量将设计界面与施工界面同步，明确设计界面，便于招标与施工组织。界面需详细，除了区域大界面外，细部界面，例如室内开关、灯具、门框、窗框等更易缺漏。

b. 在结构施工前，屏蔽防护施工单位需完成招标，并配合完成机电管线预埋等与其他单位交叉作业部分，避免因专项单位到位不及时，导致施工进度滞后或返工。

c. 在各标段招标文件中须明确与其他标段之间施工期间应无条件配合，在招标文件中预留体现有利管理手段的相关条款。

②统筹协调

方案阶段应请专项单位共同参与讨论，保证方案设计满足专项要求。设计过程中的调整通过会议或线上沟通等形式，及时与专项单位确认可行性。在出图前，由专项单位和主体设计单位共同进行最终确认。

3）设计管理重难点及对策措施

（1）决策阶段重难点及对策措施

①重难点分析

a. 医用直线加速器在肿瘤治疗的过程中发挥着举足轻重的作用，各专业设计在其安装运行过程中作为重要配套显得尤为重要。不同能量范围、不同厂家甚至同种设备的不同型号直线加速器对机房要求都各不相同，需要根据设备参数和现场安装条件等因素进行专门设计。由于直线加速器设备采购流程长，设备采购进度也会直接影响设计参数的选用，从而影响设计进度和施工进度。目前国内缺少直线加速器生产厂家，进一步影响了设备的采购进度。如何协调设备采购和设备用房设计之间的关系是设计管理的重难点之一。

b. 在机房整体布局上也需要进行针对性的研究，进出口位置选取需避免直接面对机器，且进出口位置最好处于机房的对角线位置，方便应急情况下的疏散撤离。

②对策措施

A. 采用预采购方法

在设计开始前供应厂家应向建设方和设计方说明设备的相关性能参数、几何尺寸、机房空间和水电暖配套的要求。若设计阶段未完成设备采购，无法明确设备参数，可以采用“预采购”的方法，综合各厂家的设备参数，设计出通用机房。

B. 前期设计布局

a. 在机房建设前由专业设计师以及相关的检验、监管部门一起协同选取合适的建房位置。根据选取的位置以及机房的大小、机器的型号以后及相关配套设施的安置等情况完善机房的布局设计。保证机房的设计以及位置选取均符合安全建设的要求。

b. 机房在设计建造过程中必须保证房间的环境可以有效地进行通风以及空气交换，避免对人体有害的氮氧化物，臭氧以及感生放射性物质浓聚。

c. 机房设计建造过程中的温度控制系统也需要进一步完善，需要针对房间建设情况安置效果可行的，独立的温度控制设备，保证机房内的温度控制良好，为机器运行提供较好的外部环境，避免机房内的温度失常导致的机器功能障碍等情况的出现。

（2）建筑设计重难点分析及解决措施

①重难点分析

a. 由于医用直线加速器机房在医院内位置选取会影响医院整体布局及医院的整体建设，且直线加速器机房因其结构特殊性及放射特征，平面位置无法随意调整，因此前期对选址的把控极为重要。

b. 直线加速器为精密医疗仪器，造价高，需按要求规划专门的运输路线，以保证设备在运输过程中不被损坏。设计空间尺寸时需同时考虑设备运输安装及运营期间患者和医护人员活动所需，以免无法运输或使用不便。

c. 直线加速器机房具有强辐射性，在功能房间布局及通道形态上需严格避免直射辐射，尽量避免散射辐射。

②对策措施

A. 选址把控

a. 直线加速器机房宜选址在邻近门诊和住院楼附近，宜布置在比较独立的空间或建筑底层靠角落位置，远离儿科、妇产科以及人流密集区域，或人员流动性大的商业活动区域，这样可有效避免使用过程中的放射防护问题导致的放射危害以及公众心理压力，也可以保证机房后期工作的顺利实施。

b. 直线加速器机房选址时，宜由辐射环评单位提前介入共同讨论确定，避免方向性错误。

B. 流线及空间尺寸把控

a. 大部分患者从门诊区域、住院区域到达直线加速器治疗区，患者流线上需保证医疗平车自由出入，过道净宽不应小于 2.4m（《综合医院建筑设计规范 GB 51039—2014》5.1.6 节指出通行推床的通道，净宽不应小于 2.4m），过道上门净宽不小于 1.5m。

b. 提前规划设备运输流线。本项目从地下车库出入口进入，保证设备搬运，运输通道宽度应不小于 1.5m，转弯处需模拟设备转弯，尺寸按需放大。若从吊装口运输，则需预留吊装口大小为 3m × 4m。

C. 防辐射特殊设计

a. 将功能区分为辐射控制区及辐射监督区，监督区设置人员不常停留的功能房间，例如设备用房、模拟定位 CT 等。

b. 控制室应尽量避开主束方向，宜设置在迷路外，防止发生意外事故。

c. 为防止光子漏射线辐射、光子散射线辐射、中子辐射，应将人员进入机房入口设计成直迷路和 L 形迷路。直迷路对防护门的要求较高，L 形迷路透出的散射线较少，有利于防护迷路。在满足运输与疏散要求前提下，迷路尽可能长且截面积尽可能小。

（3）结构设计重难点分析及解决措施

①重难点分析

a. 直线加速器在治疗过程中会产生辐射射线，结构设计过程中需要充分考虑结构的密实性和安全性，避免射线污染其他区域。

b. 直线加速机房整体为混凝土结构，直线加速器侧墙厚度分别为 1400mm、1600mm、1800mm，属于超厚墙体，为大体积混凝土施工，直线加速器用房顶板厚度为 600mm、1800mm、3000mm，顶板自重分别达到 15kN/m^2、45kN/m^2、75kN/m^2，属于超过一定规模的危险性较大的分部分项工程，在设计时需要考虑控制混凝土温度、收缩裂缝、浇筑密实度等质量指标，避免出现墙体表面漏筋、变形裂缝、墙体出现蜂窝、预埋管件与墙体之间出现贯穿缝隙等混凝土质量缺陷。

②对策措施

A. 结构设计时需结合辐射防护专项设计，明确楼板及侧墙的厚度、结构降板等设计参数，并结合设备专业的管线布置图，做好管线洞口的预留预埋工作，禁止出现凿墙、管线后开洞等施工行为，具体措施如下：

a. 在结构设计过程中，配合辐射防护专项设计做好预埋套管、预留洞口定位及洞口加强工作。所有穿墙管道不得直穿，需要通过异形管水平及垂直角度斜穿。

b. 加速器机房底板与侧墙分开浇筑时要求需留凸形施工缝，侧墙与顶板需一起浇筑，降板层内预留 U 形穿墙电缆沟。

c. 提前与直线加速器生产厂家沟通，做好二次深化设计。复核设备的运输通道尺寸、设备基础、吊装钢梁预埋等相关参数要求，确保结构设计满足直线加速器机房的设置要求。

d. 施工前需完成职业病放射防护预评价及辐射环评工作，并与施工单位做好专项设计交底工作。

B. 根据直线加速器机房的防辐射要求，设计需明确大体积混凝土施工措施并对施工单位的编制的大体积混凝土施工方案进行审核确认，同时要求明确裂缝控制基本原则，保证混凝的性能满足相关要求，具体措施如下：

a. 采用低流态、低水化热混凝土进行配合比设计。

b. 明确要求降低骨料初始温度，尽可能地降低混凝土最高温升，减小混凝土内外温差，控制温度应力。

c. 要求混凝土公司用冷水拌和混凝土，尽量减少混凝土运输距离和中转次数。

d. 采用分层浇筑方法进行施工，要求不漏振、不过振，表面压实、抹光。

e. 浇筑完成后，及时采取蓄热保温保湿措施，并派专人养护，保证混凝土中心温度与表面温度的差值不大于 25℃，混凝土表面温度与大气温度的差值不大于 20℃，温度陡降不超过 10℃，养护时间不少于 14d。

f. 采用低热水泥制备重密度混凝土，混凝土密度需大于 $2.35 \times 10^3 kg/m^3$，水泥含量需大于 $275kg/m^3$。

g. 在混凝土中掺入减水剂、缓凝剂、膨胀剂等外加剂。

h. 板厚大于 2m 时，应在板厚度不超过 1m 范围内设置 ϕ12@150 双向构造钢筋网片，直线加速器机房顶板适当减少钢筋网片设置间距。

i. 炎热季节，应采取降低原材料温度、减少混凝土运输时吸收外界热量等措施。

j. 对大体积混凝土，必要时可采取在混凝土内部预埋管道，利用循环水散热。

（4）给水排水设计重难点分析及解决措施

①重难点分析

a. 由于直线加速器用房的特殊性，用房给水排水系统所用材料要求较高，在设计时需要充分考虑给水排水系统所用材料的选择。

b. 直线加速器用房产生的放射性污水需要经过放射性衰变达到排放标准以后才能排入医院污水处理系统，设计时需要指定合理的设计方案。同时需要考虑将放射性废水与普通废水进行分流处理的方案。

c. 由于带放射性的废水的存储容量有限，必须控制用水，但该要求又与人性化服务、院感防控需要求存在矛盾，因此放射性废水经衰变后排出处理需迅速有效，设计时需要充分考虑给水排水管道布局的合理性。

d. 自动喷水灭火系统工作时易损坏直线加速器设备，因此设计时需充分考虑灭火系统的影响，避免设备损坏。

②对策措施

A. 排水管道材料选用

放射性废水的排放管道须选用耐辐射且易于清洁维护的材料，以确保排水系统能够长期稳定地运行。本项目含放射性的废水采用机制含铅铸铁管，埋地部分地面采用硫酸钡特殊处理。在吊顶内敷设时，相应区域的吊顶采用防辐射吊顶。

B. 放射性污废水排放

a. 医院放射性污废水可采用贮存衰变法。通过将放射性污废水排入地下贮存衰变池贮存一定时间（一般为污废水中最长半衰期核素的 10 个半衰期），使污废水中的放射性核素进行自然衰变，待污废水的放射性指标达到国家管理限值时方可进行排放。

b. 以放射性核素活度及衰变时间（以最大半衰期核素计）双控设计，突破原有废水处理方案中单纯以核素半衰期作为设计依据的局限性。

c. 根据排放标准，在关键点位设置检测设备，定期检测，达标排放，并通过定期检查，确认废水处理系统安全有效工作。

d. 重视放射性废水系统的独立性，生活污水和放射性废水分别排放，根据工作场所分区、核素工作流程以及带核素病人人员活动线路，在设计时明确必须接入放射性废水管网的区域，可能产生表面污染及放射性废水区域必须设置纳管排水口，改善原有废水纳管不考虑生活污水和放射性废水区别而导致衰变池处理压力较大的现象。

e. 严格做好废水处理系统所有相关设施和管路的防水防渗漏设计施工，建立维护检修工作制度，保障其正常工作，在运行期间不被酸碱腐蚀和不产生渗漏。

f. 制定排水系统泄漏或污染的应急响应计划，包括对泄漏废水进行及时处理，通知相关部门采取必要的隔离措施，以最大程度地减少辐射对环境和人员造成的影响。

C. 合理布置排水管道。

a. 制定科学合理的设计方案，明确放射性废水中活度和废水总量。同时采用智能化用水控制系统，在满足用水需求的同时有效控制废水生成量。

b. 必须埋设设备循环水管道，且尽量避免在有用束照射到的墙体埋设，可与电缆沟同沟敷设，管道进出屏蔽墙采用 U 形布置。由于设备较为贵重，其机房吊顶内不允许出现给水排水管。若无法避免给水排水管出现在机房上部，应进行结构降板以此保护贵重设备，综合考虑结合排水点位，排水管安装坡度，后期回填等因素，进行合理的局部降板设计，结构降板厚度应满足在 500mm 及以上。

c. 加速器与水冷机间预留 2 根 DN25 的铜管（预留作保温处理）。水冷机房内安装备用水源 1 组，室外平台参考尺寸 1400mm × 200mm；水冷机房内做好地漏等排水措施。

d. 检查灭火系统

检查室内采用七氟丙烷等气体灭火系统，通过通风系统排除气体灭火后的废气。

（5）暖通设计重难点分析及解决措施

①重难点分析

a. 医用直线加速器产生的射线会引起空气的电离，从而产生氮氧化物以及臭氧等气体。机房在设计建造过程中必须保证房间内可以有效地进行通风以及空气交换，避免对人体有害的氮氧化物，臭氧以及感生放射性物质的浓聚，因此需要用到通风系统。根据环境评估报告要求，放疗机房的换气次数应大于 4 次/h。

b. 直线加速器治疗室因治疗时间的不确定性，该房间的空调设计需要和其他区域分开，且进行负荷计算时应考虑机器发热量。直线加速器设备昂贵，冷凝水管在仪器上方敷设时，若存在冷凝水泄漏问题则易造成机器损坏，因此在设计时需注意冷凝水管的敷设走向，避开直线加速器设备。

c. 直线加速器机房一般采用气体灭火的灭火方式，须设置事故后通风，排除气体灭火后的废气。

d. 直线加速器机房治疗过程中会产生辐射射线，须采取有效措施避免射线污染其他区域。

②对策措施

a. 治疗室排风与其他房间分开设置

排放的废气浓度相对较小，对环境不会产生大的影响，本工程直线加速器治疗室排风与其他房间分开独立设置，机房排风通过排风管经竖井至屋面排放。由于臭氧及氮氧化物的摩尔质量均高于空气，因此排风口设置在机房下部，有利于气体排出。同时确保通风系统必须在设备安装前设置完成，并满足每小时 10～12 次的通风。

b. 采用变冷媒流量多联式空调系统 + 独立的新风系统

本工程采用变冷媒流量多联式空调系统 + 独立的新风系统，空调使用灵活，室内机自带冷凝水提升泵，冷凝水管沿墙敷设，避开直线加速器机器正上方。

c. 平时与事故后排风合用风管系统

由于机房屏蔽墙厚度较大，埋管难度大，因此本工程采用平时排风与事故后排风合用一套风管系统的设计方案，通过电动阀控制切换。

d. 设置合理的埋管穿墙方式

为避免辐射射线通过通风或其他埋管传至房间外部，预埋管的埋管方向应尽量与辐射方向垂直，最大限度减少通过空调管道的辐射量，现在较为常用的是“U”形或“Z”形的穿墙方式。本工程中冷凝水管、冷媒管采用“Z”形埋管，且室内机自带冷凝水提升泵。新风管、排风管采用地下“U”形穿墙设计，如图 8-4，图 8-5 所示。

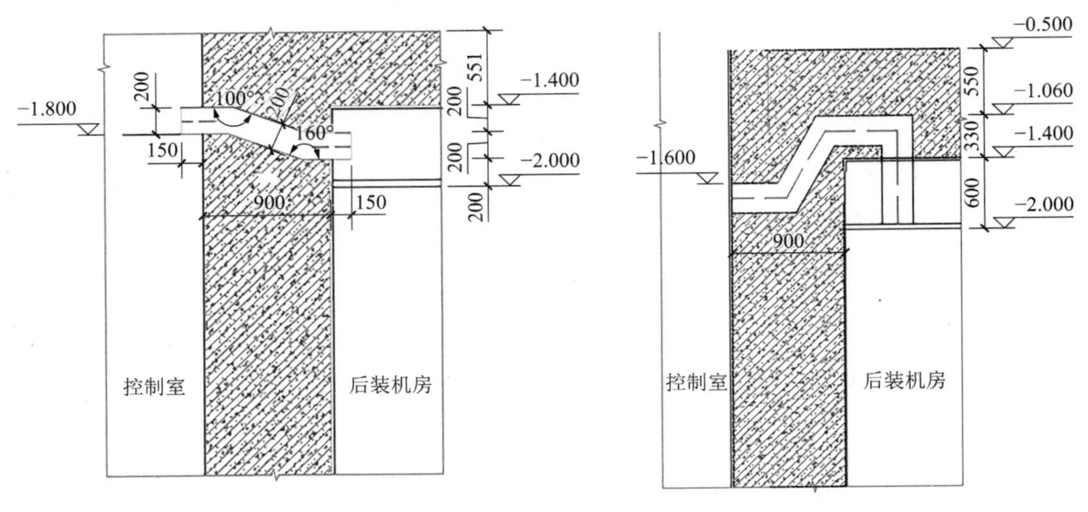

图 8-4　后装空调冷媒管预埋图（单位：mm；标高单位：m）

图 8-5　后装新风管预埋图（单位：mm；标高单位：m）

所有管道穿越直线加速器机房隔墙不应降低该隔墙的放射防护强度，因此需要对穿管部位进行防护补偿。本工程的管道防护补偿方式如图 8-6，图 8-7 所示。

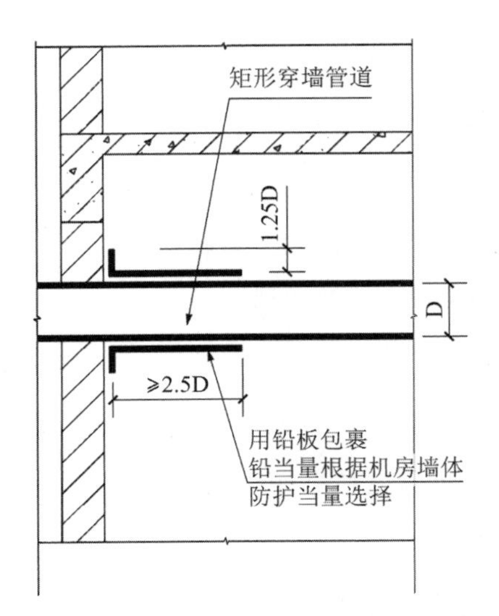

图 8-6　矩形管道穿墙防护施工方法示意图

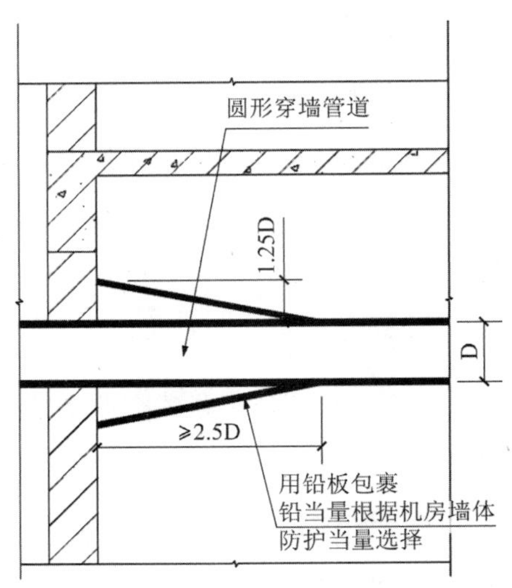

图 8-7　圆形管道穿墙防护施工方法示意图

（6）电气设计重难点分析及解决措施

①重难点分析

a. 机房供电应遵循安全性、可靠性与保证供电质量的原则，其电源应直接取自变压器低压母线侧。根据机房内功能用途可分为直线加速器系统电源、辅助系电源和空调系统电源等。电气控制设计中，首先应保护医护及患者的安全，其次应保证机器启停动作及正常工作。

b. 为保证患者有效治疗，治疗过程中医务人员应能通过监视器清楚地查看患者状态，并能查看到治疗室设备及迷道等关键区域。

c. 直线加速器机房采用大体积混凝土浇筑，同时防辐射墙面和顶板混凝土为一次性浇筑，因此要求电气、智能化等专业配管必须一次到位，电气和智能化设计中必须考虑配电、控制、照明、网络、通信等需求。

②对策措施

a. 电气控制设计

为确保医用直线加速器平稳运行，需将供电电压稳定在 380 ± 38V 范围内，并设置专用供电电路，专用电缆直接从配电房变压器引出为加速器供电。加速器周边的辅助设备供电包括机房通风、空调设备、机房插座以及照明等，均不接入加速器专用电缆，另设供电线路。在机房的入口、治疗床两侧以及控制室墙面安装紧急按钮开关，在机器发生故障时可以立即切断加速器设备供电确保人员安全。为防止治疗期间人员误入，机房内设安全开关，主防护门需安装门连锁开关，开关动作也会切断设备供电。

b. 监控系统布置

根据项目实际情况为机房设计一套无死角监控系统，室内监控摄像头宜采用 1080P 超清云台式摄像机，焦距与角度可调，在控制台区域对摄像机进行控制。

c. 管道预埋设置

机电各系统按照厂家条件设置电缆沟，机电各系统的预埋管道穿墙，会破坏混凝土结构防辐射围护结构的完整性，因此穿结构的墙洞口的处理，是整个防辐射工程重点，如处理不当，将导致辐射直接泄漏。为避免射线直接穿透混凝土防护结构，穿墙套管与墙身成 45～60°夹角布置（水平或垂直），与射线方向交叉或垂直。管道与套管间的空隙应采用铅板封口或者防辐射涂料封堵密实，不得留缝隙，同时采用铅板进行包裹的方式对管道口进行加强处理。电缆沟穿墙洞口不得沿射线方向设置成直线，应设置成折线方式，以防止射线泄漏。强弱电管道和电缆沟穿墙洞口处具体设计如图 8-8，图 8-9 所示。

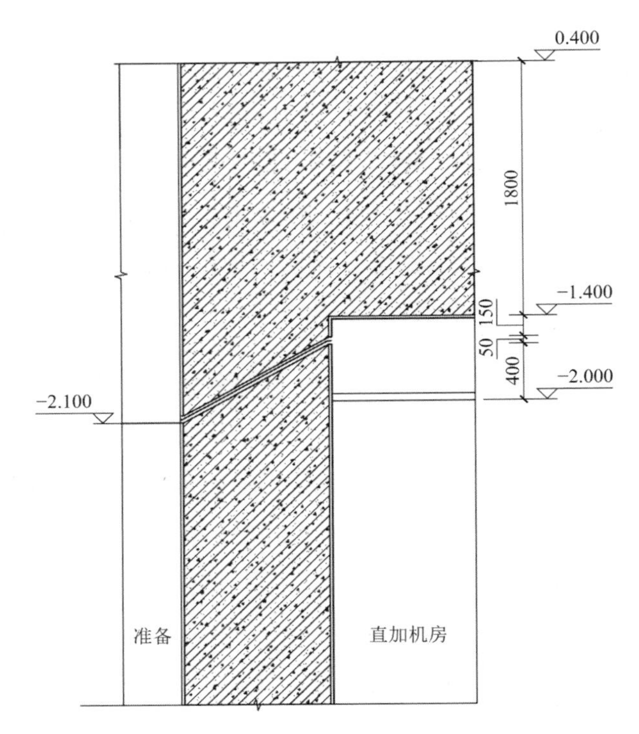

图 8-8　直加穿墙强弱电管道做法（单位：mm；标高单位：m）

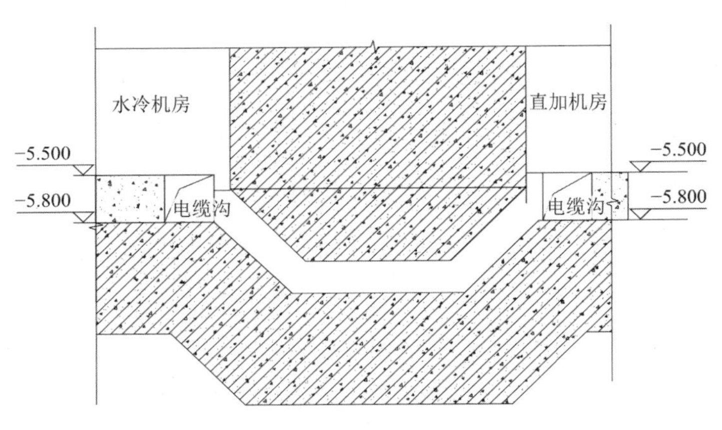

图 8-9　直加穿墙电缆沟做法（单位：m）

4）施工管理重难点及对策措施

（1）重难点分析

直线加速器机房建设的专业性、系统性较强，涉及到职业病预防、环境安全、行政审批、辐射防护、专门的施工工艺和专业的检验检测等多个方面。加速器用房主要由加速器机房、控制室组成，加速器机房由治疗室、迷道和防护门组成。医用直线加速器的工作原理较复杂，且产生的射线能量较高，属于结构极为复杂的一种大型医疗设备，其对工作条件及环境条件具有较高要求，针对直线加速器用房荷载大、混凝土体积大、防辐射要求高等特点，须进行特殊的结构设计和施工组织，对施工管理控制要求很高，存在以下重难点：

①医用直线加速器机房内高能电磁辐射在没有防护情况下会给周边人员造成伤害，因此其对防辐射要求极高。为防止高能射线泄漏，加速器室的混凝土结构应避免有射线能穿透的混凝土裂缝。同时，由于该房间墙板厚度大部分超过 1m，属于大体积混凝土。但因混凝土浇筑工艺、水化热温度控制、养护、对拉螺栓控制等多种因素影响，使得大体积混凝土在施工中极易出现裂缝。因此，如何控制裂缝出现已成为施工过程中急需解决的重难点问题。

②直线加速器室作为超大、超厚房间，如何留置施工缝、如何保证高能射线无法穿透也是施工过程中急需解决的重难点问题。

③由于防辐射要求，直线加速器机房的墙体、顶板在设计上均属于超大超厚的混凝土结构，结构的配筋也非常复杂，钢筋施工既要考虑结构整体性和安全性，又要考虑施工方法的经济性。

④直线加速器机房特殊的防辐射要求以及超厚墙、板大体积混凝土，对混凝土密实度及裂缝控制要求极高。因此，首先应从混凝土原材料上进行控制，通过混凝土配合比优化设计及掺外加剂等措施，减小水化热引起温差，达到延缓混凝土早期强度、降低混凝土水化热、防止混凝土开裂目的。

⑤本项目直线加速器房间底板厚度为 1000mm，顶板厚度为 1800mm，局部为 3000mm，根据建办质〔2018〕31 号文，住房城乡建设部办公厅关于实施《危险性较大的分部分项工程安全管理规定》有关问题的通知，当施工总荷载超出 15kN/m^2，模板支撑属于超出一定规模的危险性较大的分项工程。模板支撑系统的设计、施工需重点控制，确保安全。

⑥为了避免射线的泄漏，机房在结构施工中有许多设备，例如可视对讲、电源线、网络线、警示灯、通风管道等均需要进行预埋，不允许浇筑完成后开孔，若预埋管道或预埋件的预埋存在问题，则易造成辐射泄漏，成为安全隐患；此外，2 间机房各新增 1 台医用电子直线加速器（最大 X 射线能量 15MV，最大电子线能量 22MeV，主射方向均为南、北、顶棚与地面方向，由于设备型号未定，设备等中心处最大剂量率本项目保守按 1.44 × 10°μGy/h 进行预测分析，属于Ⅱ类射线装置）。根据混凝土墙体防辐射要求，不允许出现贯通裂缝，预埋件不允许后装。同时对墙体平整度要求高，对防辐射涂料施工工艺要求严格。

（2）对策措施

①超大超厚混凝土裂缝控制

A. 方案编制审核

由于直线加速器房间墙板厚度大部分超过 1m，属于大体积混凝土。施工中需重点控制混凝土的配制、浇筑，并采取专门的保温养护措施，减少水化热，避免混凝土裂缝。因此，需编制专项施工方案，并针对重密度混凝土的性质，在配合比，钢筋制作，浇捣分层顺序，温控措施，养护方法，施工缝留置等方面进行重点审查。

B. 大体积混凝土浇筑控制

a. 机房墙板及顶板混凝土均为大体积混凝土施工，在实际施工时，混凝土单次浇筑会对模板产生较大的模板侧压力，为减少侧压力，保证模板体系的安全性，采取分层浇筑的形式进行施工并控制混凝土浇筑速度，每层分层厚度为 300～500mm，保证支撑体系的稳固，确保模板强度、刚度和稳定性满足施工要求。浇筑时分层浇筑、分层振捣，对混凝土的初凝时间进行严格控制，至少满足 1～2h，现场作业时根据实际情况酌情添加缓凝剂，从生产到入模时间不可超过 1.5h；混凝土振捣要密实，严禁漏振和欠振；严防混凝土拌和料发生离析现象。

b. 由于直线加速器防辐射要求，墙体不得出现贯通施工缝，在满足整体浇筑的连续性要求的前提下，应合理控制混凝土浇筑顺序。为减少施工缝，直线加速器机房应分 3 次浇筑，第 1 次浇筑底板及导墙，第 2 次浇筑墙体及 1800mm 厚顶板，第 3 次浇筑 1200mm 厚顶板。第 2 次浇筑时，第 3 次浇筑区域顶板钢筋需预留到位，浇筑第 3 次时，应对预留钢筋处进行凿毛，确保顶部 1200 厚顶板与 1800 厚顶板形成整体。分层浇筑示意图、浇筑顺序、施工缝示意图如图 8-10 所示。

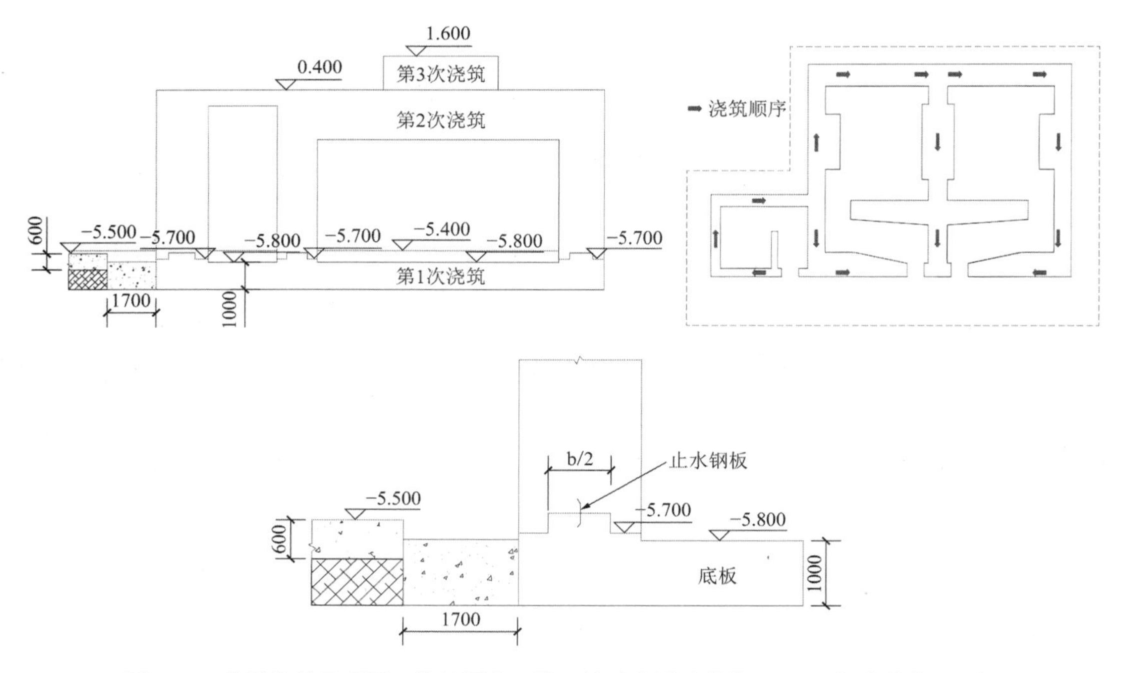

图 8-10　分层浇筑示意图、浇筑顺序、施工缝示意图（单位：mm；标高单位：m）

c. 为保证混凝土浇筑质量，在混凝土浇筑前，应对混凝土供应站原料储备情况，供应能力，供应车辆，泵送机械进行检查，确保浇筑过程中混凝土能连续供应，避免因混凝土供应不及时产生混凝土裂缝，导致无法满足防辐射要求。

d. 根据混凝土浇筑时的自然坡度，在每个浇筑带的前、中、后部布置多道振捣点，通过使混凝土振动流淌达到均匀铺摊要求，且须注意振捣时间间隔不可大于下层混凝土初凝时间，以避免形成施工冷缝。大体积混凝土对施工过程的整体性要求高，一般要求混凝土连续浇筑，一气呵成。在施工工艺上应做到分层浇筑、分层捣实，但又必须保证上下层混凝土在初凝前结合好，不致形成施工缝。

e. 在大体积混凝土浇筑过程中，应采取相应措施防止受力钢筋、定位筋、预埋件等移位和变形，并及时清除混凝土表面的泌水；对穿螺杆应分段搭接焊接，不得直穿；大体积混凝土降温措施管不应沿射线方向设置。

f. 做好防断电措施，准备好施工应急电源，保证浇筑过程中混凝土振捣；准备用泵车及备用振捣机械，做到一用一备，防止振捣过程中由于泵管故障导致浇筑暂停，同时做好塔式起重机及料斗的应急准备。

g. 根据混凝土方量与后场供料能力，确定底板浇筑时间为夜间 22:00 到次日上午 7:00；2 次混凝土浇筑时间为：夜间 19:00 到次日上午 10:00；3 次混凝土浇筑时间为：夜间 20:00 到次日凌晨 1:00；以保证混凝土入模温度 ≤ 30℃，最大限度地降低混凝土入模温度。

h. 直线加速器结构施工尺寸精度与平整度要求高，需最大限度保证结构一次成型率。为保证平整度，浇筑时应采用激光控制进行整平收光。

C. 温度监控控制与养护

a. 大体积混凝土裂缝根源在于水泥产生大量水化热，因温差问题极易导致混凝土出现裂缝，如何把控大体积混凝土内部温度、采取措施防止裂缝出现是重点问题。混凝土浇筑后按大体积混凝土要求进行测温监控，本工程采用无线测温系统，测温系统与测温设备如图 8-11，图 8-12 所示，现场温度采集器管线用环氧树脂封闭并老化处理，确保不渗水。

b. 侧墙钢筋绑扎完成后，进行侧墙测温装置预埋，测温点分别埋设于侧墙加厚区内部。测温传感器采用ϕ18 竖向钢筋从顶板上部插入至墙内进行固定，墙内共计埋设 3 个测温传感器，设置 1 个大气测温点，并将大气测温点引至顶板上部；板钢筋绑扎完成后，进行板测温装置预埋。板内共计埋设 3 个测温点，分别位于板底部、中部、上部，中部按间距不超过 500mm 布置 1 个测温点，即 800mm 厚板中部设置 2 个测温点，1800mm 厚板中部设置 3 个测温点。板面设置 1 个大气测温传感器。墙内、板内测温点布置示意图如图 8-13，

图 8-14 所示。

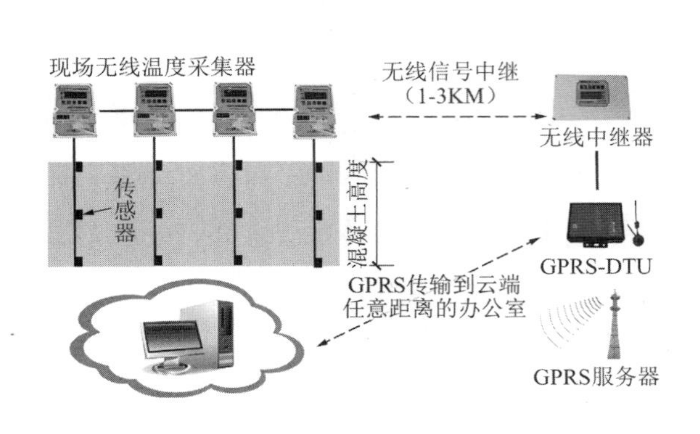

图 8-11　混凝土测温系统图

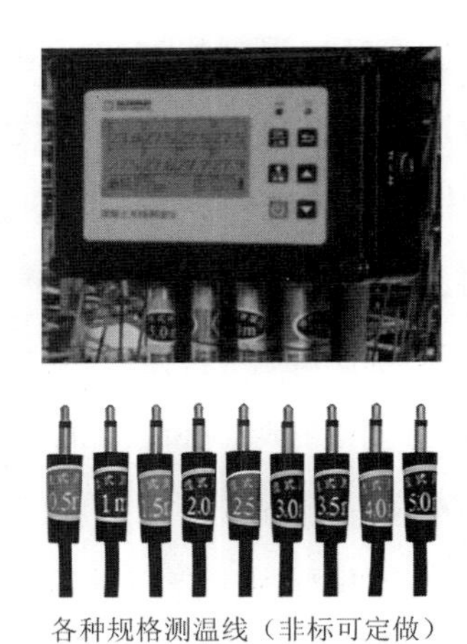

图 8-12　测温设备

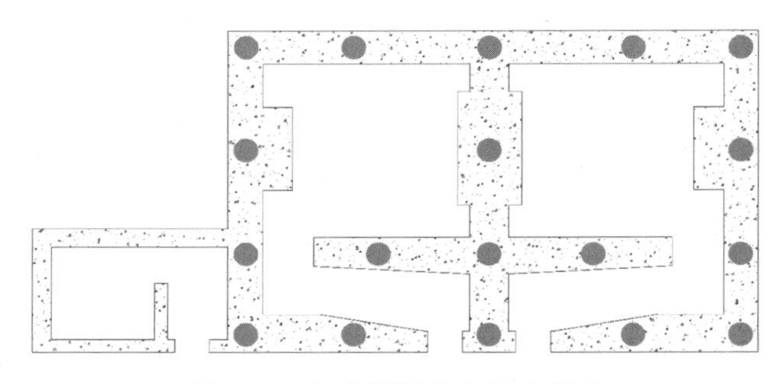

图 8-13　墙内测温点布置示意图

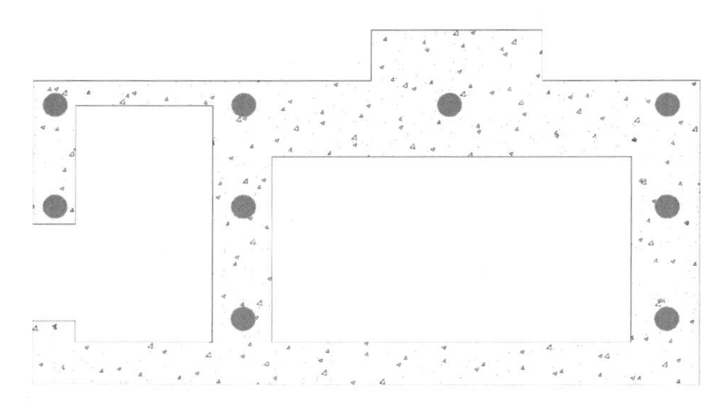

图 8-14　板内测温点布置示意图

c. 为控制好混凝土内部温度与表面温度温差，施工中主要采取如下措施：混凝土表面覆盖保温层，1800mm 厚度以下墙体覆盖一层厚 40mm 棉毯，3000mm 厚度墙体、顶板中间设循环水管降温；薄膜覆盖应及早进行，在 2 次抹面后及时随后覆盖，混凝土表面能上人后，覆盖毡毯，将在有效控制温差的基础上完全控制混凝土因内外温差引起的裂缝；尽量降低混凝土入模浇筑温度；为防止混凝土表面散热过快和表面脱水，避免内、外温差过大和干缩而产生裂缝，混凝土终凝后，立即进行保温保湿养护，保温养护时间根据测温控制，当混凝土表面温度与大气温度基本相同时，可缓缓撤掉保温养护层。保湿养护不得少于 14d；加强温度监测与管理，通过自动测温与信息化控制系统，随时监控混凝土内的温度变化，混凝土中心与浇筑体表层温差控制在 25℃以内，浇筑体表面与大气温差控制在 20℃以内，及时调整保温及养护措施，使混凝土的温度梯度和湿度不至过大，以有效控制有害裂缝的出现；夏季施工应注意避免暴晒，注意保湿，以免发生急剧的温度梯度变化；通过长时间的养护，合理设置拆模时间，延缓降温速度，充分发挥混凝土的应力松弛效应。

d. 在墙体表面覆盖 1 层薄膜、*n*层棉毡（根据测温数据进行确定棉毡的层数），顶板底模采用 18mm 厚胶合板，楼面采用塑料薄膜中间棉毡（根据测温数据进行确定棉毡的层数）的保温养护措施。

e. 板混凝土浇筑完成后，初凝前，喷水雾收面，收面后铺塑料薄膜 1 层；终凝后，在塑料薄膜上，铺*n*层棉毡根据测温数据进行确定棉毡的层数，面层铺设一道塑料薄膜，如图 8-15 所示。顶板施工时为确保顶板底面保温保湿，在混凝土浇筑前预先在模板面上铺设塑料薄膜，确保顶板架体拆除前的顶板底部混凝土养护，如图 8-16 所示。

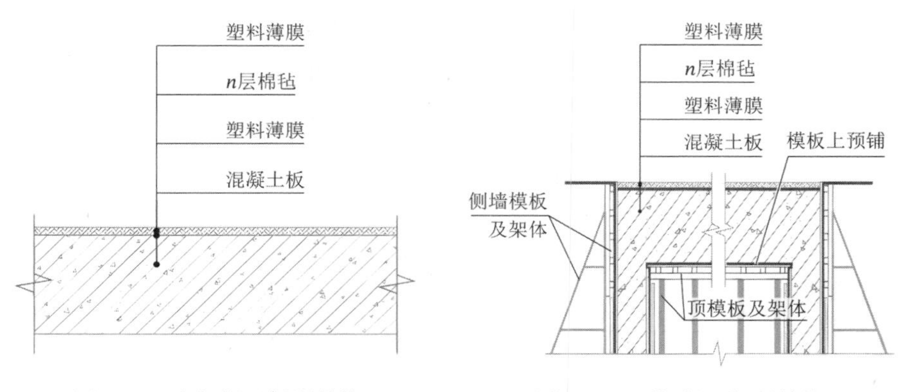

图 8-15　底板保温保湿养护　　　图 8-16　顶板保温保湿养护

f. 墙内外两侧均覆盖 1 层薄膜、*n*层棉毡，现场实施过程中根据测温数据进行确定棉毡的层数，面层铺设 1 层塑料薄膜。在墙体内外侧顶部设置一圈 20mm PVC 养护管，如图 8-17 所示，每 1m 设置一道喷头，进行不间断洒水养护，持续养护不少于 28d，将混凝土里表温差控制在 25℃以内。

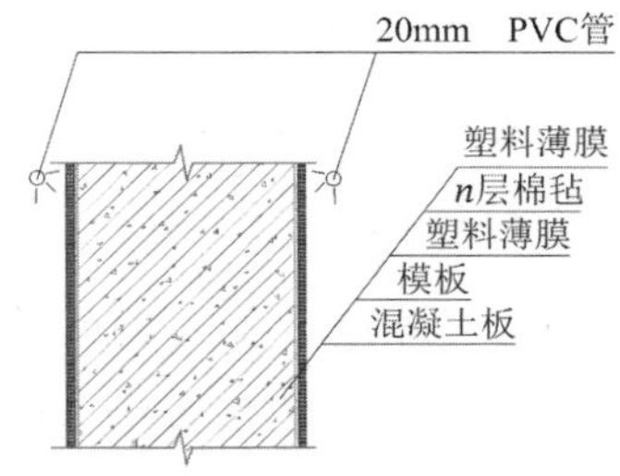

图 8-17　墙体保温保湿养护

g. 同时满足混凝土强度要求，以及混凝土体表面与大气温差不应大于 20℃，拆模后混凝土表面温降不超过 9℃以上等条件时方可进行拆模作业。拆模时间 1 个月，养护 2 个月，拆模后混凝土周围环境相对湿度达到 80%以上。

D. 对拉螺栓控制

直线加速器室对防辐射要求极高，因此不允许出现贯通性裂缝，房间大部分墙体都为超厚墙体，目前市场存在的对拉螺栓大部分都不合格，如何选取可靠的对拉螺栓是工程的一个难点问题。

大体积混凝土最容易出现贯通性裂缝的地方恰巧就是对拉螺栓处，为保证施工不出现贯通性裂缝，项目选用的高强度对拉螺栓既应具备良好防辐射性能，又应能承受超厚墙体混凝土浇筑时产生的巨大作用力。基于此，项目墙体加固采用ϕ14 高强度对拉螺杆，间距 500mm × 500mm，为避免射线泄漏，螺杆为三接式，两头搭接焊，避免结构产生直线型贯通裂缝的可能性。同时，经专业检测公司检测，项目所选用高强度对拉螺栓的抗拉性能与防辐射性能均满足要求。

②施工缝控制

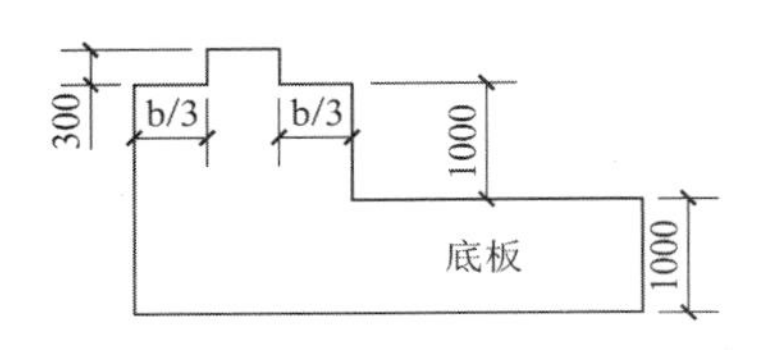

图 8-18 “凸”型施工缝留置示意图（单位：mm）

a. 底板厚度 1000mm 采用一次性分层浇筑，不留设施工缝。

b. 墙与底板留设导墙，导墙施工缝留设形式采用“凸”字型企口式施工缝，如图 8-18 所示。

c. 顶板施工缝留设形式采用企口式施工缝。

d. 施工缝留设部位必须为辐射薄弱部位，尤其是预留吊装洞口处的施工缝，须进行防辐射处理。

③结构钢筋控制

a. 由于墙体厚度大、高度较高，墙体竖向钢筋的间距难以控制，特别是内外侧主筋，稍有偏差将会造成保护层或大或小，不利于混凝土表面裂缝控制，因此钢筋间距和垂直度控制尤为重要。

b. 墙面钢筋由内而外进行绑扎，由于钢筋直径及密度较大，竖向钢筋绑扎对垂直度要求高，绑扎过程中需吊线控制。

c. 为保证钢筋保护层厚度和位置准确，在墙面钢筋绑扎前，先进行钢筋预排，设置绑扎定位筋，对定位筋进行焊接，确保墙面钢筋绑扎的准确性。

d. 为防止开裂，适当增配构造筋，提高抗裂性能；采用小直径、小间距的配筋方式，全截面的配筋率应为 0.3%～0.5%。避免结构突变产生应力集中；在易产生应力集中的薄弱环节应采取加强措施。

e. 在易裂的边缘部位设置暗梁，提高该部位的配筋率，提高混凝土的极限抗拉强度。

④混凝土原材料控制

a. 在施工开始前对混凝土供应厂家原材料进行考察，为了防止其出现裂缝，需要对配合比进行优化设计：选用强度等级为 C35 的混凝土材料，防辐射区域用重密度混凝土，通过分析原材料对防辐射混凝土性能的影响、矿物掺和料对防辐射混凝土性能的影响，最终确定满足设计及施工要求的最优混凝土配合比。

b. 针对 C35 单掺及双掺配合比进行了简单的绝热温升试验，根据试验结果，C35 单掺在 72h 达到最高温度 60.3℃，C35 双掺在 172h 达到最高温度 45.6℃。确定采用“双掺”技术，即添加粉煤灰、矿渣粉，减少水泥用量，降低混凝土水化热；外加剂采用 TW-JS 缓凝型高效减水剂和 HEA 抗裂膨胀剂，减缓混凝土凝固时间，增强混凝土抵抗收缩裂缝能力；同时，每立方米混凝土添加 1.0kg 聚丙烯纤维，提高混凝土抗裂性能。

c. 严格把控混凝土原材料质量和混凝土配合比设计，消除泌水对混凝土层间黏结能力的影响。采用低水化热水泥，渗入适量粉煤灰、缓凝高效减水剂（聚羧酸型）、SJ-K 膨胀纤维抗裂防水剂，提高混凝土密实度及抗裂性能，减少混凝土自身收缩。

⑤超大超厚混凝土支模体系控制

a. 直线加速器机房为超厚混凝土结构，屋面梁板、墙体厚度比较大，单位面积荷载大，施工总荷载超出 15kN/m^2，模板支撑属于超出一定规模的危险性较大的分项工程，其支撑及加固构件的选用须严格验算复核，支撑架体类型也要结合现场实际条件充分考虑，满足施工方便、经济合理、安全可靠、质量保证等各方面要求。盘扣式脚手架具有承载力大、稳定性好、零部件安装便捷、安全性与耐久性好等特点，较其他形式脚手架，安全系数更高，承载能力更强。经市场调研与技术论证分析，本工程主要采用盘扣式脚手架作为模板支撑。

b. 江山人民医院项目模板支撑属于超出一定规模的危险性较大的分项工程，施工方案审核非常重要。本项目按《危险性较大的分部分项工程安全管理规定》（中华人民共和国住房和城乡建设部令第 37 号）规定要求，在施工单位审核和总监理工程师审查基础上，组织召开专家论证会对专项施工方案进行论证，针对要求用重型盘扣支架体系，顶板、暗梁、墙体模板支撑计算书，施工缝留置，架体监控措施，质安保证体系等方面进行重点审核。

c. 直线加速器区域楼板厚度分别为 1800mm、600mm，局部为 1200mm，本方案立杆采用 Z 形盘扣架，立杆采用 Q355，水平杆采用 Q235A，竖向斜杆采用 Q195，设计参数详见表 8-6，模板支撑布置如图 8-19 所示。

表 8-6 模板具体信息

楼板尺寸	1800mm	步距/立杆间距		步距 1.5m 立杆间距 600mm × 600mm
架体搭设高度	6.2m	板底模	板底木板	15mm 厚木胶合板
混凝土强度	C35		次龙骨	50mm × 50mm × 2.5mm 方钢@250mm
架体搭设基础	混凝土结构板		主龙骨	50mm × 50mm × 2.5mm 方钢@600mm

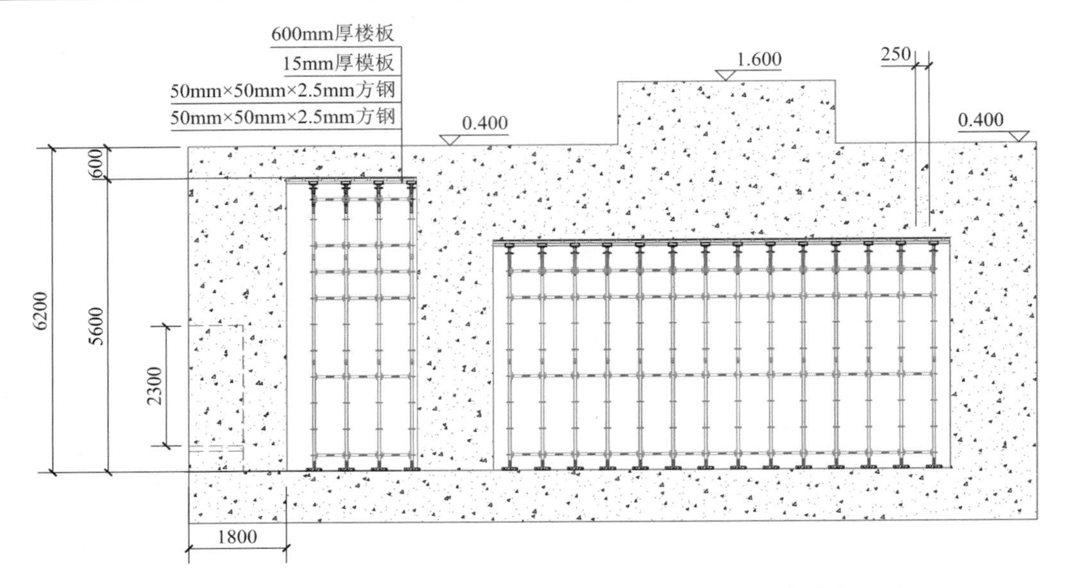

图 8-19 直线加速器模板支撑平面布置图（单位：mm；标高单位：m）

d. 直线加速器门洞口净高 2300mm，宽度 1600mm，上部加固按照梁方式加固，上部梁为 1000mm × 3400mm，梁一侧有板，板厚为 600mm，采用 Z 型立杆，立杆采用 Q355，水平杆采用 Q235A，竖向斜杆采用 Q195，设计参数详见表 8-7，门洞口剖面如图 8-20 所示。

表 8-7 梁模板设计

架体搭设高度	6.2m	梁底模	梁底木板	15mm 厚木胶合板
混凝土强度	C35		次龙骨	50mm × 50mm × 2.5mm 方钢@196mm
架体搭设基础	混凝土结构板		主龙骨	50mm × 50mm × 2.5mm 方钢@600mm

e. 直线加速器区域墙厚分别为 600mm、900mm、1000mm、1600mm、1800mm、3000mm，局部为 1000～1800mm 和 1400～1800mm 斜墙，设计参数如下：墙体模板采用 1830mm × 915mm × 18mm 覆膜胶合板，墙体加固采用ϕ14 对拉螺杆间距 500mm × 500mm，次龙骨采用 50mm × 50mm × 2.5mm 方钢间距 200mm 竖向布置，主龙骨采用 50mm × 50mm × 2.5mm

方钢间距 500mm，模板布置如图 8-21 所示。

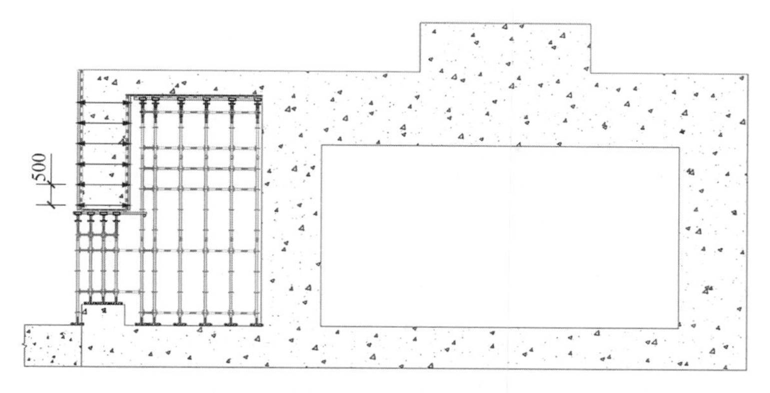

图 8-20　直线加速器机房门洞口剖面图（单位：mm；标高单位：m）

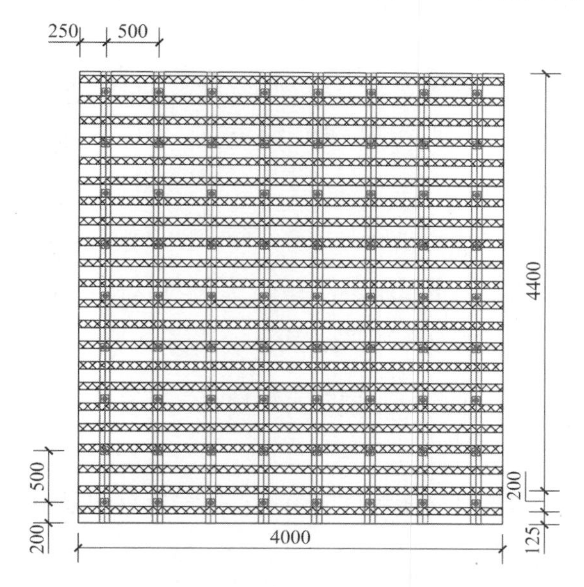

图 8-21　直线加速器室墙模板布置（单位：mm）

f. 脚手架搭设前应确保场地平整、整洁、无积水，每根立杆底部应设置底座和垫板，垫板厚度不得小于 50mm；根据规范要求，支架架体四周每层第一跨均应设置竖向斜杆，整体底层以及顶层均应设置竖向斜杆。

g. 直线加速器墙柱模板加固时，外墙各个方向均应设置抛撑，抛撑应与预埋的地锚扣件连接，不得与支撑架体连接。在支设模板时，先进行墙体模板支设，混凝土浇筑时，先浇筑墙体的混凝土，再进行梁板架体搭设。

h. 直线加速器室采用超大、超厚、重密度混凝土对放射性元素进行屏蔽，混凝土浇筑时难免会造成墙体阴角及阳角处受力过大从而导致模板发生位移。因此，对阴角、阳角处的模板进行支撑、加固是预防裂缝的关键。针对阴角及阳角应力集中的问题，墙体阴角及阳角处用主龙骨进行焊接的方式进行加固，并采取高强对拉螺栓，局部用抛撑进行加固。

⑥直线加速器机房预留、预埋控制

a. 直线加速器设备厂家技术代表对预留、预埋施工进行现场技术交底，并提供关于直线加速器安装和使用必要的预留、预埋资料及技术参数；项目应重点审查防辐射预埋、涂装、门窗的施工方案，并组织相关专业进行交底。

b. 预留、预埋施工完成后通知相关单位进行验收，并做好隐蔽工程记录。验收内容必须包含直线加速器安装就位需要预埋的钢板和型钢的位置和视格；通风管道的口大小、安装高度、材质及规格型号；强弱电管的预留位置、材料的材质及规格型号；空调管道的预埋位置及材料材质；防雷接地的特殊要求和做法及材料要求等方面。

c. 施工前应勤于检查，防止预留管线、埋件的遗漏。混凝土浇筑前做好隐蔽工程的验收并做好记录。施工时应由直线加速器设备厂商指导，并确认施工精度、误差及其他要求满足设备安装及使用条件。

d. 安装于墙体的预埋件必须保证安装位置、数量的准确性，防止安装误差过大、安装数量不准确而导致在混凝土表面重新剔凿，或由于预埋件铁件暴露在混凝土表面产生锈蚀，污染混凝土表面，导致混凝土的整体性受到影响。

e. 管线定位应准确，固定应牢固，混凝土振捣时要给管线预留适当的位置，既要保证密实度，又要保证位置精度。

f. 机房墙体很厚，必须做好穿墙洞口的留设。机房所有的穿墙管道需要避开主防护墙并应有一定的倾斜角度，应用 V 形或 Z 形管线设计，避免空调新风管道，机房给水排水管道，强电及弱点线路管道等管道直穿墙体。管道布置完成后，须进行防护处理。

g. 根据直线加速器的工作特性及辐射源的要求，墙板及顶板上不允许进行钻孔及设置膨胀螺栓等影响整体性的工序，因此室内吊顶用、空调用吊架、安装主机用钢梁、电动射线屏蔽防护门轨道等，均预先设置预埋件，同时所有预埋电线管、测试孔、空调管等均按要求斜向埋设，穿顶板的送、回风管及排风管均设置在顶板混凝土，弯头预先埋设，以防止加速器工作时产生的剩余辐射线的透出。

h. 为方便加速器的安装和维修，项目在机房天花板位于机架中部位置须安装能承受一定荷载的工字梁，并配备机械驱动的手拉葫芦，或按设备要求预埋吊钩，与地面的净空间必须大于 2.4m。起吊系统应提供安全负荷试验书。

i. 仪器设备一般设置在地下室，需预留搬运通道。治疗室与控制室之间须为剂量检测设备预留连接通道（物理通道）。同时在治疗室的 3 面墙上各布置一套对准中心的激光灯，机房设计前应预留激光灯的安装位置，这部分对墙体平整度的要求高，应先安装 3 块钢板作底板，以方便调试和提高使用时的稳定性。

j. 机房门窗应设置防辐射门窗预埋件，防辐射门较宽较重，须在出入口处安装导轨。

k. 通、排风管道要求不漏气，以免造成功率损失，导致无法满足换气次数的设计要求。

l. 为避免射线直接穿透混凝土防护结构，穿墙套管与墙身须成一定夹角布置（水平或垂直），与射线方向交叉或垂直。管道与套管间的空隙应采用铅板封口或者防辐射涂料封堵密实，不得留缝隙，对管道口进行防辐射处理，采用铅板进行包裹。电缆沟穿墙洞口与不得于射线方向设置成直线，在混凝土墙体结构内应设置成折线方式，有效防止射线泄漏。管道穿墙洞口处钢筋需要加强处理。

m. 针对墙体及顶棚预留预埋，本项目确保工字梁位置在等中心轴线正上方，左右偏差必须小于 20mm，工字梁下方的吊顶需要预留 600～800mm 宽滑车通道；水冷机若为分体式，需预留直径 100mm 的穿墙管至室外（与空调穿墙管相同）。

8.4　绍兴市中医院改扩建工程案例分析

8.4.1　项目概述

绍兴市中医院改扩建工程医用电子直线加速器机房位于地下一层，为钢筋混凝土结构，根据设计要求，该区域柱、墙和顶板均选用强度等级为 C30 的混凝土材料。设备及防护门按图纸要求板底预埋吊钩（A20），基础为 400mm 厚的混凝土。

8.4.2　项目防护设施设计参数

该医用电子直线加速器主束方向朝向东、西、顶屏蔽墙，加速器机房（治疗室）与控制室分离，机房（治疗室）内部净面积为 47.5m^2（不考虑进门处迷道面积），南侧设计有“L”形迷道入口，具体防护设施设计参数详见表 8-8。

其中室顶主屏蔽区如采用普通混凝土浇筑，因其厚度过大严重影响机房内部净高，本项目室顶主屏蔽区拟采用重晶石混凝土（主要含量为 $BaSO_4$，密度 $\geqslant 3.0\times10^3kg/m^2$），上述除采用重晶石混凝土浇筑区域外，剩余区域均浇筑普通混凝土（密度 $\geqslant 2.35\times10^3kg/m^2$）。该医用电子直线加速器机房的平面布局如图 8-22 所示。

表 8-8 直线加速器机房防护设施设计参数一览

部位	尺寸	部位	尺寸
东西长度	7200mm	东墙主防护墙厚度	2900mm 混凝土
南北宽度	6600mm	东墙副防护墙厚度	1800mm 混凝土
机房高度	3500mm	东墙主防护墙宽度	3750mm 混凝土
北墙防护墙厚度	1700mm 混凝土	顶盖主防护墙厚度	2500mm 重晶石混凝土
南侧防护内墙厚度	1300mm 混凝土	顶盖副防护墙厚度	1800mm 混凝土
南侧防护外墙厚度	1700mm 混凝土	顶盖主防护墙宽度	3750mm 混凝土
西墙主防护墙厚度	2900mm 混凝土	迷道宽度	2000mm
西墙副防护墙厚度	1800mm 混凝土	内入口宽度	2500mm
西墙主防护墙宽度	3750mm 混凝土	外入口宽度	1900mm（门洞）

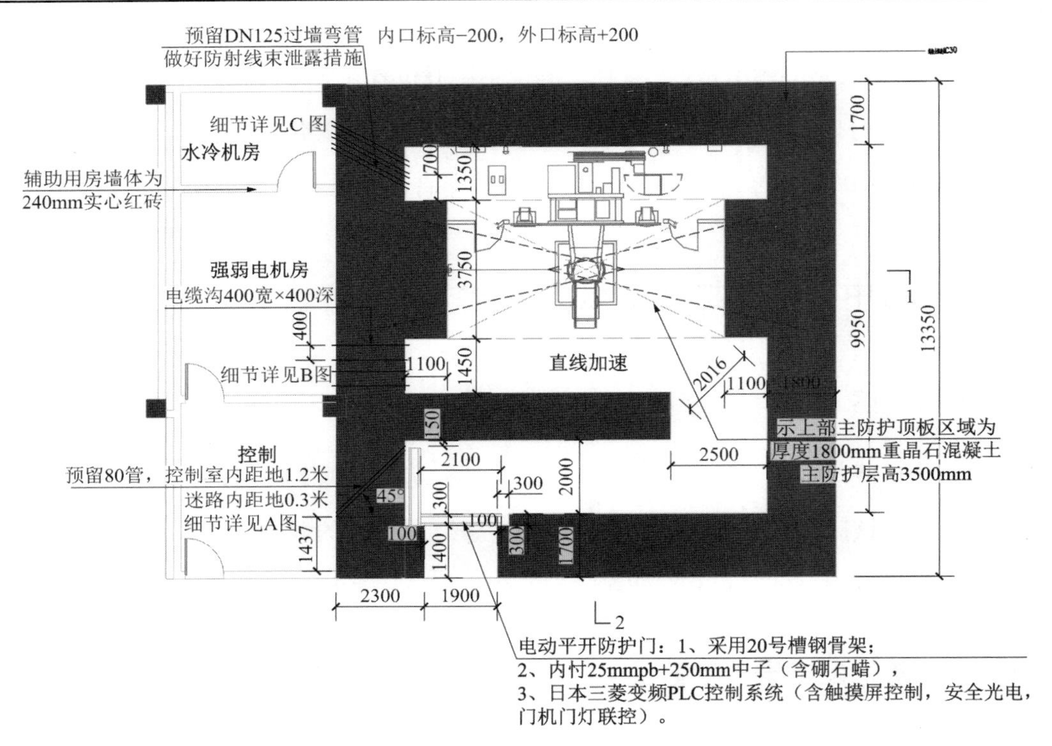

图 8-22 医用电子直线加速器机房平面布局（单位：mm）

8.4.3 直线加速机房选址分析

绍兴市中医院改扩建工程医用电子直线加速器机房拟设置于门诊医技综合楼地下室西南侧，下方无其他设施，避开了人员流动较多的区域。上方为办公室和大厅，机房东侧为控制室设备间和楼梯间，南侧为准备室和走道、西侧为水冷室、电气室和控制室，北侧为汽车坡道。

同时，根据屏蔽设计计算与类比分析，工程附近辐射工作人员和公众人士的额外辐射照射量低于剂量限制，距离较远的环境保护目标也不会受到辐射照射影响，各项指标均符合《防护电离辐射和辐射源安全基本标准》GB 18871—2002 中的要求，因此，本项目的选址合理可行。

8.4.4　重难点及对策措施

1）重难点分析

（1）施工缝留设难度大

直线加速器作业时产生的射线会周边人员和环境产生放射性污染，必须确保钢筋混凝土浇筑过程中的质量且在浇筑完成后不产生裂缝，才能够充分满足抗辐射设计的要求，保证辐射防护的效果，避免因为放射性辐射的泄漏给周围的人员和环境带来无法挽回的后果。医用电子直线加速器机房的顶板为 2.5m、1.8m 的超厚板，墙体分别为 1.7m、1.8m、2.9m 的超厚墙体，且地下室顶板与墙板采用不同密度的混凝土，一次性浇筑的施工难度极大，若采用分次浇筑的施工方法则必须在墙上留设水平施工缝，该施工缝的留设位置与施工方法为本项目医用电子直线加速器机房施工一大技术重难点。

（2）施工材料要求特殊

直线加速器作业时产生的部分射线在金属材质中尤为活跃，因此一般情况下直线加速器机房的施工材料应尽量避免选用金属材质，同时应斜向于墙体埋设（PVC 材质预埋管在超厚墙体混凝土施工时容易破损），但金属材质又为建筑结构施工中不可或缺的材料，因此如何处理以上 2 个对立的矛盾点为本直线加速器机房结构施工时的一大难点。

2）对策措施

（1）预埋件施工

直线加速器的辐射检测管、电缆沟、排水沟、风管等，均预先设置预埋件，同时为达到抗辐射要求，墙体预留洞不得留设成垂直于墙面的贯通洞口，所有需要穿墙的预埋电线管、测试孔等均按要求斜向埋设，风管均做成“Z”形，以防止加速器工作时产生的剩余辐射线泄露。

①将位于机房西侧墙体的电缆预留洞留设成杯口形，中间为平直段，两端呈 55°斜向上留置，现场因施工原因在设计允许的前提下将两端设置成 90°竖直向上留置。

②位于电动防护门上侧 900mm 处的墙体风口预留洞尺寸为 400mm × 300mm 的方洞，剖面呈“Z”形，“Z”形风管采用 3mm 钢板制作后期需在“Z”形风管内部分别按顺序铺

设 10mm 厚铅板、25mm 厚聚硼乙烯板、10mm 厚铅板。

③直线加速室墙体预留管全部采用 3mm 厚钢板制作，内部满涂铅粉，分别为 DN125 排水沟及 DN80 辐射检测管，检测管斜向布置，并做好防射线束泄漏措施；辐射检测管控制室内距地 1.2m，迷道内距地面 0.3m。

（2）高大支模架工程

直线加速器机房顶板厚度为 1800mm、2500mm，采用重晶石混凝土，密度 $3.81g/cm^3$，标准值 1800mm 厚顶板的恒荷载 $1.8m \times 38.1kN/m^3 = 68.6kN/m^2$；标准值 2500mm 厚顶板的恒荷载 $2.5m \times 38.1kN/m^3 = 95.3kN/m^2$，属于超过一定规模危险性较大支模架工程。

①模板拉杆的选用

浇筑墙板混凝土时，会产生较大的侧向压力，模板拉杆的受拉性能必须满足要求；同时，为了避免模板拉杆与混凝土之间出现线性贯通裂缝，必须消除模板拉杆结构中出现线性贯通裂缝的可能。因此，本工程选用的模板拉杆必须同时满足抗拉性能和抗辐射性能的要求。通过查阅大量资料和对类似工程的调查，确定选用 3 根ϕ16 钢筋采用双面搭接焊的方法制作模板杆如图 8-23 所示。

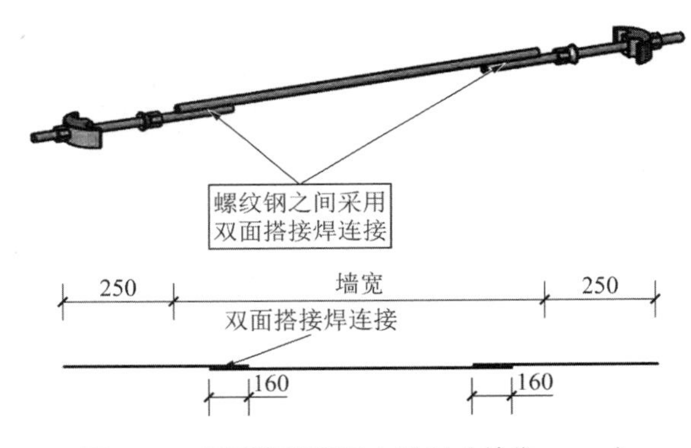

图 8-23　双面搭接螺杆大样图（单位：mm）

②模板支撑体系设置

a. 剪力墙支模体系

2.9m 厚墙体模板采用 15mm 厚胶合板，小梁一端悬臂 150mm，小梁选用 50mm × 70mm 木枋，间距 200mm；外龙骨选用 A48mm × 3.0 双钢管，止水螺杆选用ϕ16 高强防辐射对拉螺杆（为起到防辐射作用，止水螺杆分 3 段，每端螺杆电焊搭接 160mm），拉杆除第 1 排距离基础底板 150mm 设置外，其余按纵横间距 450mm 进行设置。混凝土强度达到设计要求后，拆除模板，割除止水螺杆，用高标号水泥砂浆进行封堵。

b. 顶板支模体系

顶板采用盘扣式钢管支撑体系，先搭设承插型盘扣式脚手架，横向间距 600mm，纵向间距 300mm，步距 1000mm，钢管上按间距满铺 50mm × 70mm 木枋和 15mm 厚胶合板并固定。

因为立杆间距为 300mm × 600mm，架体较密集，无法进行二次加固和整改，因此必须从底向上搭设，并保证精确度。

3）大体积混凝土施工控制

防止混凝土因水化热引起的温度差产生温度应力裂缝是大体积混凝土质量控制的重点，本工程项目围绕混凝土原材料选择、配合比及浇筑方法优化、合理设置施工缝、控制混凝土入模温度（≤ 30℃）、智能测温、布置冷却水管及保温养护等环节采取措施，防止产生有害裂缝。

（1）墙体水平施工缝留设关键技术

根据施工经验，大体积混凝土浇筑不应留设任何贯通施工缝，但由于直线加速器机房混凝土浇筑的特殊性，通过大量文献资料查阅及类似工程考察，本工程拟在超厚墙体上下留设 2 道水平施工缝，并根据医用电子直线加速器工作时散射路径设置“U”形或折线形施工缝。

普通底板上的剪力墙一般不做特殊处理，直接在底板完成面上布筋、支模、浇筑混凝土即可。

医用电子直线加速器由于工作时产生的射线污染对人体及自然环境的危害极大，采用一般做法会导致射线容易在底板与剪力墙交界处泄漏，因此需作特殊处理。

内外剪力墙水平施工缝均留设于底板与墙体底部交界处，其中内墙在墙体两侧分 2 次浇筑 450mm 厚的素混凝土结构，形成“U”形缝隙，阻碍辐射的线性传递，起到防辐射的作用，如图 8-24 所示；外墙同理，在室内 2 次浇筑 450mm 厚素混凝土结构，形成折线形缝隙，阻碍辐射的直线传播，发挥防辐射的作用，如图 8-25 所示。

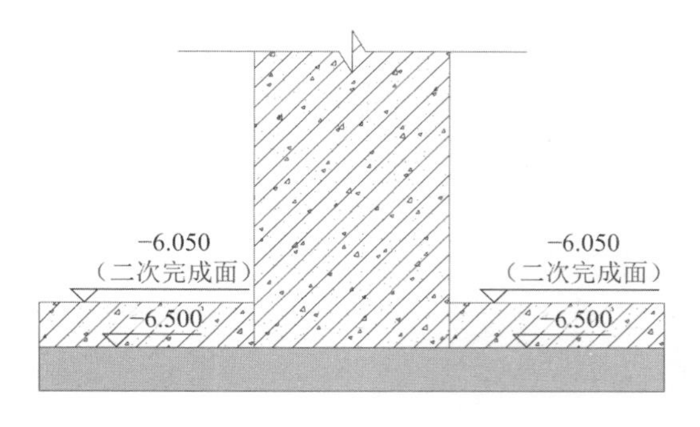

图 8-24　内墙特殊处理（单位：m）

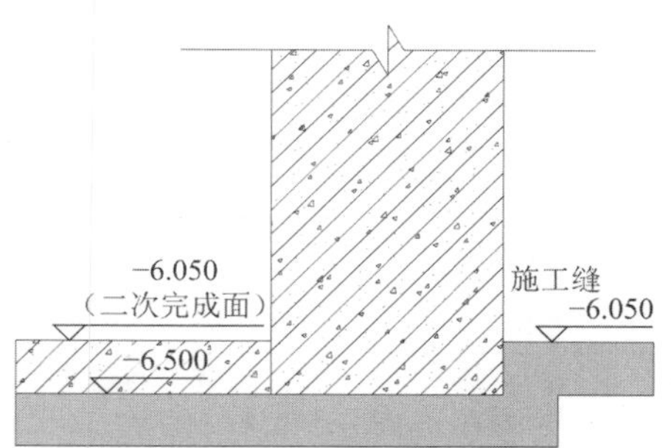

图 8-25　外墙特殊处理（单位：m）

《放射治疗机房的辐射屏蔽规范第 2 部分电子直线加速器放射治疗机房》GBZ/T 201.2—2011 中指出：当电子直线加速器全面工作（即光栅完全打开）时，从辐射头靶端射出的 X 射线为一个半角为 14°的锥形线束，辐射范围可近似认定为一个顶角为 28°的等腰三角形，又因辐射头靶端距离底板二次结构完成面 1.3m，距医用电子直线加速器外墙内壁的最远水平距离为 4.6m，加速器工作时向外墙射出的 X 射线最高可射至距降板面标高 2.9m 处位置，因此上述水平施工缝必须设置在 2.9m 处上方，经过项目部管理人员多次头脑风暴讨论及类似工程案例考察，最终决定在距降板面标高 3.2m 处设置“折线”形施工缝，即在外墙中间距降板面标高 3.2m 位置设置钢丝网隔断，在墙体混凝土浇筑时，隔断网内侧区域混凝土浇筑高度比外侧区域高 500mm，即可在 2 次浇筑时形成“折线”形施工缝，同时有效避免因施工缝留置不当导致的辐射泄露，如图 8-26 所示，2 次浇筑混凝土参照普通施工缝的要求设置与处理即可。

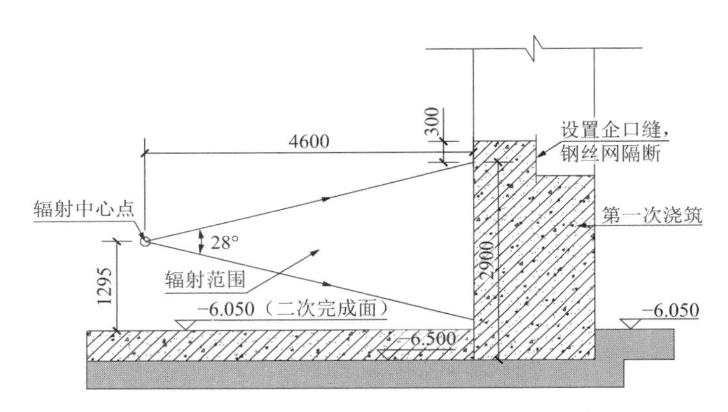

图 8-26　折线形施工缝设置示意图（单位：mm；标高单位：m）

（2）重晶石混凝土的制备

本工程选取的直线加速器机房选用重晶石混凝土（主要成分为 $BaSO_4 \cdot 2H_2O$，产自郧西金贝矿业开发有限公司），重晶石碎石和重晶石砂中 $BaSO_4$ 含量为 79.48%，密度 3.81g/cm^3（设计要求 3.2g/cm^3 以上即可），并以普通水泥作为胶凝材料。其配合比的具体数据详见表 8-9。

表 8-9　重晶石混凝土的配合比

原材料	水泥	水	砂	石子	外加剂	矿粉	粉煤灰
品种规格	P.042.5	工业用水	重晶砂	重晶石	HX-201	S95	二级
配合比	1	0.45	3.7	5.63	0.0268	0.3	0.15

（3）大体积混凝土测温与养护

大体积混凝土裂缝的成因，且由多种因素共同导致。为了防止水化热反应产生裂缝，应在控制温度，延缓降温速率，减少混凝土收缩变形，提高混凝土极限拉伸应力等方面采取技术措施。

①直线加速器顶板支模时采用双层模板，中间铺设一层塑料薄膜的方法，用以对混凝土进行保温与养护，增加模板密封性能。

②直线加速间墙体最厚达 2.9m，顶板最厚达 2.5m，根据《大体积混凝土施工标准》GB 50496—2018 及公司实际施工经验，大体积混凝土温升过快、内外温差过大会产生裂缝。因此采用分别在墙体钢筋及顶板钢筋绑扎时预埋两套蛇形冷却管的方式对混凝土内部进行降温。

③墙体混凝土在浇筑完后不得过早的拆除模板，可在浇筑完成后的第 20d 松开对拉螺栓杆（但模板不能拆除），并在墙顶部加设淋水管，使水能够通过模板与墙板之间的缝隙渗入，使混凝土表面始终保持湿润，墙体模板和顶板模板应在混凝土强度达到 100%并通过实体回弹检验后方可拆除，拆除模板后，在混凝土表面涂刷一层薄膜养生液，并浇水养护，防止侧壁水分蒸发。

④在直线加速器施工中，为了控制混凝土 2 个温差以及校验计算与实测值的差别，应随时掌握混凝土温差动态，测温工作至关重要，采用预埋温度传感器测温法进行测温。

测温点布置：

测温点应选择在温度变化大，容易散热、受环境温度影响大，绝热温升最大和产生收缩拉应力最大的地方，按混凝土浇筑厚度方向，必须布置外表、中心和底面温度测点，外表宜设在表面内 50mm 处，底面宜设在离底表面 50mm 处。

a. 在 2500mm 厚顶板和 1800mm 厚顶板位置分别布置 1 组测温点，分别在距离顶板表面以下 50 mm、混凝土板底以上 50mm 和结构中间部位（间隔 425mm、480mm 布置 1 个），各布置 1 个测点，共计 5～6 个测点，如图 8-27，图 8-28 所示。

b. 在直线加速器四周墙体中心线居中位置，各设置 1 组测温点，共计 4 组测温点，每组分别在距混凝土表面以下 50 mm、混凝土底板以上 50mm 和竖向高度方向（间隔 500mm 布置 1 个），各布置 1 个测点，共计 12 个测点。

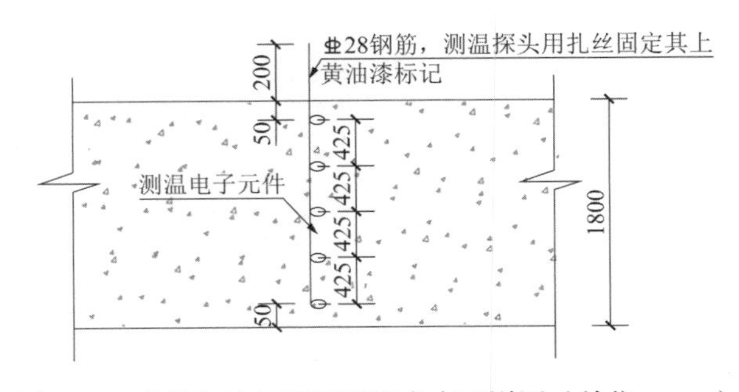

图 8-27　直线加速间顶板测温点布置详图（单位：mm）

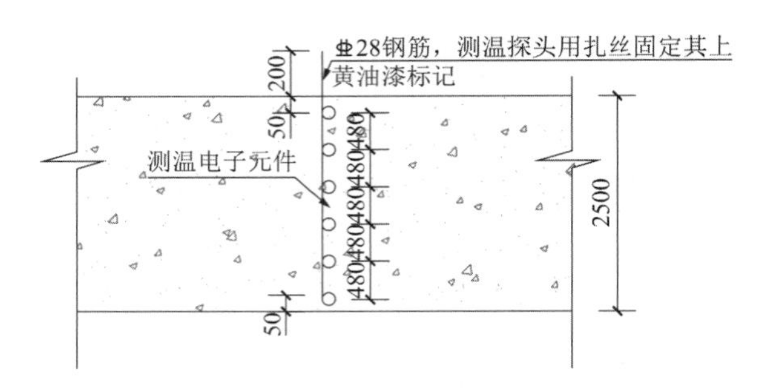

图 8-28　直线加速间顶板测温点布置详图（单位：mm）

大体积混凝土测温：

从开始测温至混凝土中心达到最高温度并稳定下降 1 天，每 2 小时测温一次，预计在开始浇筑后的第 3 天前后混凝土中的温度升至最高温度，之后混凝土中的温度逐渐下降，从温度下降后的第 2 天起，每 4 小时测温一次，从第 9 天起，每 8 小时测温一次，直至结束；以上过程从第 9 天起，当出现混凝土中心与大气温度之差小于 20℃时，该测点可结束测温。

第9章　医用核磁共振设备机房案例分析

本章结合重点医院工程项目，核磁共振设备用房开展工程案例分析，对项目全过程管控中所涉及报批报建、屏蔽防护专项设计、设计管理、施工管控等阶段重难点问题及对策措施进行提炼总结，形成有针对性的解决方习案，为后续其他医院工程项目的大型医疗设备用房的建造提供参考。

9.1　医用核磁共振概述

1）基本概述

核磁共振成像是利用核磁共振原理，依据所释放的能量在物质内部不同结构环境中不同的衰减，通过外加梯度磁场检测所发射出的电磁波可得知构成这一物体原子核的位置和种类，并以此绘制成物体内部的结构图像。

将这种技术用于人体内部结构的成像，从而诞生出一种革命性的医学诊断工具。随着快速变化的梯度磁场的应用，核磁共振成像的速度大幅提升，使该技术在临床诊断、科学研究的应用成为现实，极大地推动了医学、神经生理学和认知神经科学的迅速发展。

MRI 检查已经成为一种常见的影像检查方式，核磁共振成像作为一种新型的影像检查技术，不会对人体健康有影响，但安装心脏起搏器、有或疑有眼球内金属异物、动脉瘤银夹结扎术后、体内留有金属物或金属假体、有生命危险，以及幽闭恐惧症患者 6 类人群不适宜进行核磁共振检查。

2）检查流程

核磁共振主要包括磁共振平扫和磁共振增强扫描，不同检查项目操作的方式不同。

（1）磁共振平扫：患者先仰卧于检查床上，待医生放置好线圈锁定位置后，针对检查部位，主要包括冠状位，矢状位和轴位，进行扫描。待扫描完成之后取下线圈，患者即可离开检查室。

（2）磁共振增强扫描：患者需要提前植入留置针，在磁共振扫描时，通过高压注射筒及留置针注入对比剂，随后开始增强扫描。并根据增强扫描的结果，在扫描完成之后进行延迟扫描以及动态扫描。做完检查之后应大量饮水，促进对比剂排泄，减少肾脏损伤的风险。

进行核磁共振检查之前，需要摘除身上所有的金属物品，穿棉质的衣物，排除有无核磁共振检查禁忌症，例如金属假牙，起搏器，钢板钢钉及幽闭恐惧症等情况，经过医生评估之后，没有禁忌症才可以开始。

3）核磁共振组成

核磁共振设备可大致分为 2 类：一类是不带成像功能的设备，即核磁共振分析仪，主要用于科研和工业领域；另一类是带成像功能的设备，即核磁共振成像仪，例如临床医用的核磁成像设备。

核磁共振成像设备主要由主磁体、梯度系统、射频系统、谱仪系统、计算机及辅助设施 5 个主要部分构成。

核磁共振成像设备各组成部分示意图如图 9-1 所示，核磁共振成像设备架构图如图 9-2 所示。

4）研究意义

核磁共振技术发展至今，在肿瘤研究、生物学研究、神经科学研究、心血管疾病研究等领域发挥重要作用。而核磁共振成像设备作为结构极其复杂的一种大型放疗设备，需要特定的工作环境，且检查过程中会出现强磁干扰，对建筑结构功能具有特殊的电磁屏蔽防护要求，同时对温、湿度也有着严格要求。针对核磁共振设备机房荷载大、磁场强等特点，需要开展特殊的平面设计、结构设计、屏蔽防护设计和施工组织等工作，在项目进程中进行有针对性的管控。对核磁共振设备机房施工全过程管控进行针对性研究，研究成果对核磁共振设备机房结构建设过程中的安全性、合理性具有重要参考价值，对推动大型医疗设备机房建设行业发展具有重要意义。

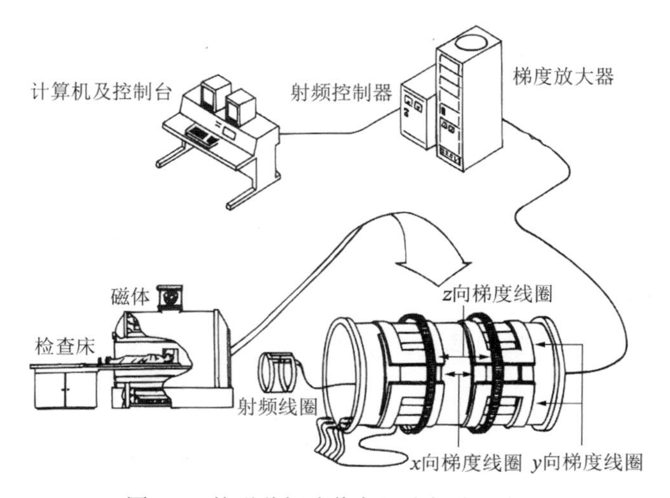

图 9-1　核磁共振成像各组成部分示意图

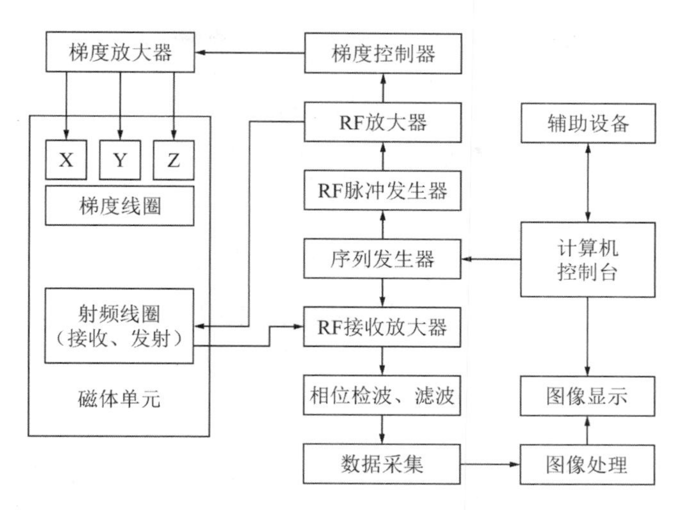

图 9-2　核磁共振成像设备架构图

9.2　核磁共振设备工作原理及流程

9.2.1　工作原理

核磁共振的基本原理是强外磁场内人体中的氢原子核（即 1H），在特定射频（RF）脉冲作用下的弛豫时间不同。

（1）人体 1H 在强外磁场内产生纵向磁矢量和 1H 进动：1H 在绕自身轴旋转的同时，还围绕外磁场方向做锥形运动，称为进动，进动的频率与外磁场场强成正比。

（2）发射特定的 RF 脉冲引起核磁共振现象，即向强外磁场内的人体发射特定频率的 RF 脉冲，1H 吸收能量而发生核磁共振现象。

（3）停止 RF 脉冲后 1H 恢复至原有状态并产生信号，即停止发射 RF 脉冲后，1H 迅速恢复至原有的平衡状态，这一过程称为弛豫过程，所需时间称为弛豫时间。纵向磁矢量恢复的时间为纵向弛豫时间，亦称 T1 弛豫时间；横向磁矢量的衰减和消失时间为横向弛豫时间，亦称 T2 弛豫时间。

（4）采集、处理 MR 信号并重建为 MRI 图像，即对反映人体组织结构 T1 值和 T2 值的 MR 信号进行采集、编码、计算等一系列复杂处理，将 MR 信号重建为 MRI 灰阶图像。

9.2.2　工作流程

核磁共振是一种成像技术，用于观察和分析患者身体内部的结构和组织。该过程包括准备、静态磁场、射频脉冲等步骤。

（1）准备步骤

患者需要躺在扫描床上，并通过固定装置保持相对静止。医生或技术人员会询问患者的健康状况和可能影响扫描结果的因素。

（2）静态磁场

静态磁场是核磁共振的基础，扫描仪会产生一个强大的静态磁场，使患者体内的原子核排列成特定方向。通过超导磁体，可以创造出非常稳定和均匀的磁场环境。

（3）射频脉冲

射频脉冲用于激发体内原子核的能量状态变化。通过向患者的身体发送射频脉冲，可以使原子核处于高能量状态。当脉冲停止后，原子核会释放出能量信号，被接收线圈捕获并传送到计算机进行处理和图像重建。

除上述步骤外，还有信号接收、数据处理的步骤等。核磁共振是一种非侵入性、无辐射的成像技术，广泛应用于医学诊断和研究，提供了高分辨率的图像，可以帮助医生观察病变、评估组织结构和功能。

9.3 浙江中医药大学附属第二医院工程案例分析

9.3.1 项目概述

浙江中医药大学附属第二医院（以下简称该医院），又称浙江省新华医院、浙江中医药大学附属第二医院互联网医院。位于杭州市潮王路 318 号；杭州市潮王路 296 号；杭州市康桥路 196 号，该医院原为浙江省建工医院，成立于 1960 年，是一所集医疗、教学、科研、预防、康复、保健功能为一体的三级甲等中西医结合医院。

现为满足国家中医药传承创新工程和国家中医临床研究基地建设任务要求，该医院拟在浙江省杭州市拱墅区莫干山路与申花路交叉口西北侧（GS0404-12 地块内）新建中医药传承创新基地，总占地面积 40982m^2，位于地块北区域，与未来二期项目通过连廊连通，底层架空。项目一期总建筑面积约 52232m^2，其中地上 35500m^2，地下 16732m^2。一期拟建设床位 300 床，拟设计日门诊量 800 人次，年出院量 3000 人次。

9.3.2 平面布置

1. 工作选址

本项目 MRI 机房位于医院四层西南侧，与放射科组成一区，所处区域相对孤立，避开人员往来密集区、汽车车道、电梯等大型运动的铁磁性物质，避免电磁波和移动磁场的干扰，机房选址合理。

2. 平面布局

核磁共振区域主要由机房和医疗配套用房两部分组成。机房部分主要由 MRI 扫描间、设备机房和操作廊三部分组成。医疗配套用房包括与医务人员工作有关的配套用房，例如阅片室、医生办公室、更衣室、卫生间、信息设备机房等；与患者检查有关的配套用房，例如签到处、取结果处、自助服务区、患者候诊区等。

3. 机房平面流线分析

医护人员在靠窗侧控制廊内操作仪器，患者从外侧进入扫描室，有单独候诊区和出入口，医技人员工作流线与患者就诊流线清晰区分，不存在流线的交叉问题。设备运输流线提前靠外墙预留 2600mm × 2600mm（净宽 × 净高）的磁体搬运洞口用于设备吊装搬运进机房。

9.3.3　设备技术参数

1. 机房尺寸

MRI 扫描间净尺寸 7760mm × 5480mm，面积约 43m^2；设备机房净尺寸 2460mm × 5480mm，面积约 14m^2；操作廊道宽 3080mm；屏蔽层均为 240mm 厚墙体，面积及尺寸设计分配合理。

2. 门窗洞口尺寸

本项目 MRI 机房门窗洞口尺寸详见表 9-1。

表 9-1　门窗洞口尺寸表（单位：mm）

种类	名称	规格（长 × 宽）	洞底标高
洞口	联影 MR 滤波板预留洞	1400 × 700	+2100
	磁体搬运预留洞	2600 × 2600	±0.000
	电源滤波器预留洞	600 × 400	+2700
	失超管预留洞	400 × 400	+2800
	线缆预留洞	300 × 200	+3300
	送风预留洞	800 × 400	+2800
	回风预留洞	800 × 800	+200
	平衡风口预留洞	600 × 300	+2700
	紧急排风预留洞	600 × 300	+2900
	波导管预留洞	200 × 200	+200

续表

种类	名称	规格（长 × 宽）	洞底标高
门窗	屏蔽窗	1200 × 900	+900
	屏蔽门	1200 × 2100	±0.000
	设备间门	1200 × 2100	±0.000

注：1. 联影 MR 滤波板预留洞，须严格按照联影要求的位置和大小开设。
2. 磁体搬运预留洞，须参考联影要求的位置和大小开设。
3. 表中±0.000 地面以屏蔽门外走廊最终完成地面为标准。

9.3.4 重难点及对策措施

1. 设备采购重难点及应对措施

1）重难点分析

（1）目前我国市面上较好的核磁共振设备厂家数量有限，在招标过程中若没有足够数量的厂家参与，则易出现设备低质高价的情况。

（2）由于采购计划不完善、时间紧、任务重等原因，导致出现院方为了提高效率，快速完成采购过程，简化采购流程，违反采购制度，刻意回避审计、监察的参与，从而造成职责不分离的内控风险。

（3）由于前期采购计划编制不规范，缺乏合理规划，造成采购计划随意变更、设备论证不充分、技术参数制定的调研不充分具体，设备采购时间不明确等问题，影响设备用房的设计和施工进度安排。

2）对策措施

（1）在设备采购招标前做好调研论证工作，调整参数指标，确保足够数量的厂商能够满足技术要求。进入招标程序后，确保不会因为招标参数不达标导致优质投标方放弃投标的情况出现，避免形成卖方市场的被动局面。同时加大招标采购法律法规的宣传力度，避免少数使用科室在技术参数论证过程中过早或过明显地透露选型意向，保证供方有序竞争。

（2）完善委托第三方招标代理公司招标管理流程，提高采购主管部门的风险管理意识，培养风险管理素质，加大对医院相关管理制度、流程的培训。同时充分发挥专家优势，听取相关专家意见，组织了解和掌握各学科领域最新发展方向和新技术动态，对技术参数进行论证审核和量化编制，保证设备技术优势与学科需要一致。

（3）制订完善的审批流程，严格把关采购计划的编制和规划，加强采购需求计划编制岗位人员专业素质培训，提高采购计划编制专业能力。

2. 屏蔽防护专项设计重难点及对策措施

核磁共振的机房屏蔽，一般是指射频屏蔽，其目的是防止外部环境的射频对核磁共振的干扰，以免影响图像质量；也减少核磁共振射频对外部环境的影响。

1）重难点分析

（1）核磁共振机房为电磁屏蔽，屏蔽防护措施包括三部分：墙面、顶面、地面采用紫铜板焊接或采用镀锌钢板拼装防护、电磁防护门窗、穿墙机电管线防护。其界面问题及各参建单位之间的沟通协调问题与直线加速器相同，可参见本书 8.3.4 节。

（2）因核磁共振设备的特殊性，机房建设除屏蔽防护专项所必需的防护措施外，还应对结构配筋、机房内管线材质、装修材质进行严格把控，此项要求较直线加速器、CT 等放射类设备不同，在设计时容易忽略。

2）对策措施

（1）界面管控与统筹协调，具体措施参见本书 8.3.4 节。

（2）核磁共振机房在各专业对避免磁性干扰措施上，要求基本统一，在设计时可参考其他项目核磁共振机房要求。具体要求如下：

①扫描间吊顶天花不宜使用金属吊顶，若不可避免，则必须选用非铁磁性材料，并且每块吊顶板材及龙骨必须接地。

②扫描间磁体正上方 3m × 3m 区域内，不得安装照明灯具和电源插座。

③扫描间内任何线缆、水管不得在磁体正上方走线。

④设备间机柜上方不得安装消防花洒以及照明灯具。

⑤若无特殊要求，空调管道不允许从机柜上方通过。

⑥线缆桥架建议使用木方制作，若使用金属桥架，则必须选用非铁磁性材料，并且良好接地。

⑦安装在扫描间内的插座及用电设备均须通过滤波器接入。

⑧所有接入扫描间的管线必须通过屏蔽层上的滤波器或波导管。

3. 设计管理重难点及对策措施

1）建筑设计重难点分析及解决措施

（1）重难点分析

①磁共振对周围环境要求比较高，磁共振的机房选址是 MR 能否正常使用的前提。主磁场（B0）的稳定性与均匀性，会因受到动态铁磁性物质与静态铁磁性物质的干扰而产生极大变化，主要表现在大型铁磁性物质靠近 MR 机房而对成像质量造成影响。此外，震动超标也会严重影响磁共振图像质量。

②0.05mT 磁力线，俗称“5 高斯线”（1T = 10000Gs），一定要让 5 高斯线在受控范围

内，避免因为5高斯线超出房间，影响房间外的电子设备及身体有植入器件的患者，不同设备能承受的最大磁通密度详见表9-2。不同场强的MRI，其5高斯线范围并不相同。3.0T磁共振由于静磁场高于1.5T，所以其5高斯线范围也比1.5T大，如图9-3所示。场强越高，5高斯线范围越大，所需要的MRI场地及安装机房越大。MRI设备未明确采购型号时，设计的机房大小和设备的匹配度较低，后期设备采购时，将受到机房场地大小的限制。

表9-2 各种设备能承受的最大磁通密度

设备	最大磁通密度范围（mT）	最小间距X，Y方向（m）	最小间距Z方向（m）
除颤仪	20	1.7	2.6
滤波板	10	1.9	3.0
西门子磁共振机柜	5	2.2	3.5
小马达，手表，照相设备，磁性数据存储设备	3	2.4	3.8
处理器，磁盘驱动器，示波器	1	2.95	5.0
心脏起搏器，黑白监视器，X光球管，磁性数据存储设备，胰岛素泵	0.5	3.5	6.0
磁屏蔽彩色监视器	0.3	4.0	6.8
CT系统（西门子）	0.2	4.6	7.5
彩色监视器（电脑）	0.15	5.1	8.2
直线加速器（西门子）	0.1	5.9	9.2
影像增强器，伽马（γ）照相机，直线加速器（非西门子）	0.05	7.6	11.2

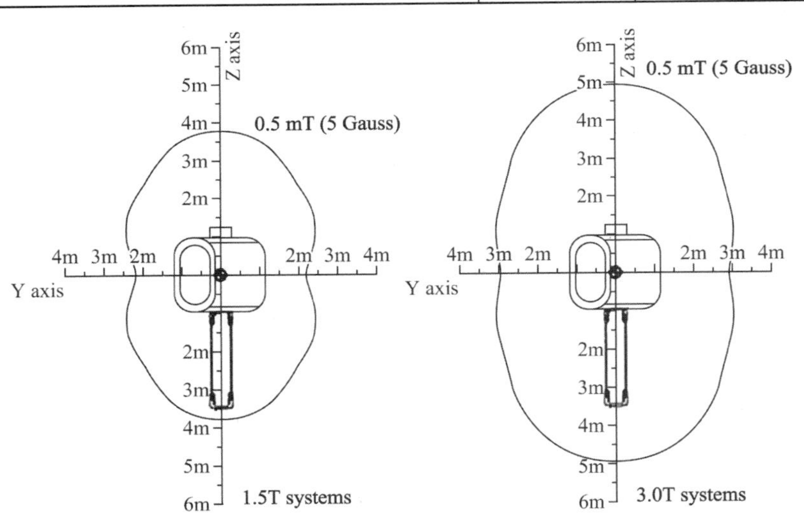

图9-3 1.5T和3.0T的磁共振5高斯线示意图

③核磁共振设备进场前，需完成所有土建、装修、配电、屏蔽工程、水冷机、空调等机房准备工作。净空尺寸、运输流线需与设备厂家复核后再进行施工，避免设备进场时需

要反复拆改与扯皮，影响工程进度。

④磁共振仪处于工作状态时，产生的平均噪声约为 95dB，其中平面回波成像序列（echo planar imaging sequence）产生的噪声最大，约为 110～120dB，机房内不同区域噪声输出详见表 9-3。较高的噪声会导致患者不适，焦虑，甚至暂时性听力丧失。

表 9-3　设备噪声输出表

机房工作区	设备噪声输出（dB）
操作间	62
设备间	80
磁体间	127

（2）对策措施

①选址把控

以磁体中为中心，上、下、左、右、前、后各方向距离磁体中心 6m 范围内不应有强震动源及 380V 以上动力电缆/大型医疗设备，强震动源，例如停车场、公路、地铁等。10m 范围内不应有汽车/车道、电梯。80m 范围内不应有火车/高铁、地铁/电轨等大型运动的铁磁性物质。周围不应有的铁磁性物质，例如房屋钢筋、钢筋立柱、大型设备机柜、另一台 MR 等。周围已有的可存在的铁磁性物质，在磁共振安装完成后也不应随意移动，否则磁场环境可能发生改变。

②机房尺寸考虑设备兼容

在设计阶段前需明确设备型号并根据设备型号进行机房设计，若设计阶段仍未明确设备型号，则需根据建设单位提供的采购意向，综合不同厂家不同型号的设备，设计通用机房。

③净空要求、运输流线提前沟通明确

a. 净空要求

机房净高要求为 2.4～2.9m，超出该范围可能导致设备无法正常安装或破坏整体美观。净高不仅需在装修设计阶段考虑，更需在建筑设计阶段考虑到位，预留出充足的管线铺设空间及吊顶空间。

b. 运输流线

提前规划设备运输流线，需考虑设备荷载、运输尺寸等方面。不同设备对运输通道尺寸要求不同，3T 磁共振设备运输尺寸详见表 9-4。其中磁体运输尺寸较大，为 2600mm × 2600mm，需提前规划立面运输口，若室内空间不足，则需考虑破窗进入。

表 9-4　各部件运输要求

运输通道种类	要求
磁体运输通道	净尺寸不低于 2600mm × 2600mm（净宽 × 净高），需保证磁体进场入口区域在设备进场前无障碍物
杜瓦罐运输通道	净尺寸不低于 1200mm × 2100mm（净宽 × 净高），需保证 500L 杜瓦罐通过
系统柜运输通道	净尺寸不低于 1200mm × 2100mm（净宽 × 净高），需保证联影机柜顺利通过

④增加降噪措施

为降低噪声，可以在磁体间墙体和天花板等处选用吸音材料以减弱噪声在室内的混响。

2）结构设计重难点分析及解决措施

（1）重难点分析

①核磁共振设备重量较大，目前临床使用较普遍的设备重量最大可达 13t，对机房的承重设计提出了一定要求。同时，重量和体积最大的磁体部分需要进行整体运输。磁体部分约为 10t，因此从卸车场地到机房的楼地面均要满足设备承重的要求。

②核磁共振机房需要预留用于规划管沟和设备基础的结构降板空间，还需要在机房地面铺设防潮层和屏蔽层。此外，磁体中心近距离范围内对均匀静态金属物体（如楼板钢筋）的含量有一定限制要求。

（2）解决措施

①核磁共振设备重量较大，不同厂家生产的不同型号设备的重量亦不同，由于设计阶段厂家及型号尚未明确，设计时可参考市面上主流品牌设备荷载及以往设计经验，楼面按不少于 10kN/m^2 的活荷载进行设计。施工前应按实际设备重量对机房及运输通道进行复核计算。

设备基础一般使用强度在 C25 等级以上的素混凝土浇筑，厚度一般不小于 200mm，同时考虑防潮层、屏蔽层、装饰面层厚度。设计时对核磁共振机房进行结构降板，降板高度一般为 300～400mm，适当的结构降板也有助于增加楼板与设备距离。

②沿磁体中心轴两侧的 3m × 3m 正方形对称范围内，结构设计时应尽量控制基础底楼板的含钢量，通过降低楼板钢筋用量降低对磁体的静态干扰，常规要求控制在 100kg/m^2 以内，因条件限制无法避免时亦可通过加强磁屏蔽措施予以补强。

③待设备厂家明确后，需交由原设计单位复核厂家提交的工艺深化图纸，确保相关技术参数及要求满足原结构设计要求。

3）给水排水设计重难点分析及解决措施

（1）重难点分析

核磁共振设备属于贵重设备，对机房要求高，医院要提前跟多家品牌厂家咨询，在场地及机房设计、电力、通风、上下水等多方面提前做好计划，在正式施工前充分考虑核磁共振设备机房的问题，施工过程中让消防、给水排水及相关金属施工尽量避开机房，避免二次施工带来的诸多不便。

（2）解决措施

①MRI 室的房顶无水管、水槽等通过，避免水泄漏到射频屏蔽上。

②MRI 磁体间到设备间应预留两个 50mm 的孔洞，用于连接设备的水路。冷水机组和加速器之间的连接水管应采用较大的套管进行保护。

③应及时对空调进行补水，设备间预留 MRI 冷却水供水管、空调排水管、排水地漏。

④在进行水系统维护和管道清洗时，建议进行补水和排水，因此室内靠近水箱的位置需预留供水口和排水口。

4）暖通设计重难点分析及解决措施

（1）重难点分析

①为确保磁体失超时能将大量氦气排出室外，磁体间要求安装失超管，失超管需要直通室外并避免人员通行。

②为避免失超时低温气体进入磁体间，造成人员的低温灼伤或窒息，磁体间需要设置紧急排风，紧急排风开关一路安装在操作间操作台旁，一路安装在磁体间内屏蔽门旁。

③因磁体间不得有空调机组，需安装上送风、上回风等风道系统且必须单独控制。房间的温度梯度应严格控制在 3℃以内，机房、操作间温湿度要求高，平时设备运转时产生的热量较高，因此要求机房温度控制在 22 ± 2℃，相对湿度控制在 30%～60%以达到较好的冷却效果。

④磁体间需要设置电磁屏蔽防护，通风管道及支吊架需采用非金属材料。

（2）解决措施

①失超管要尽量以最短路径伸出室外，失超管管径不能变小，但可根据需要适当加大管径，以确保整个失超管压降要求。失超管的室外出口需防止雨，雪，老鼠等异物进入。顶上出口的失超管出口需比房顶高出 0.9m，墙出口的失超管出口需比地面高出 3.66m。

因本工程 MRI 机房设置在 4 层，因此采用ϕ159mm 的失超管水平直通室外，并安装防雨罩。

②磁体间紧急排风排风量应大于 34m^3/分钟且每小时换气次数不少于 12 次。紧急排风吸风口安装在失超管附近的吊顶最高处，出口安装在安全的室外且独立于失超管。当紧急排风启动时，同时设置一路室外空气补充进磁体间。

③本工程磁体间设置精密空调，空调内机放置于设备间，并与设备厂家协调，不占用

联影系统柜（EEC、GPA、CSC 或 HC 等）位置，室外机置于北侧空调机房，空调机房整面墙做通风百叶，通风率大于 80%，通风状况良好。

④本工程设备间风管采用铁皮风管，磁体间空调送风管道采用三根ϕ180mm 塑弹管。管道穿墙部位做防护屏蔽，如图 9-4，图 9-5 所示。

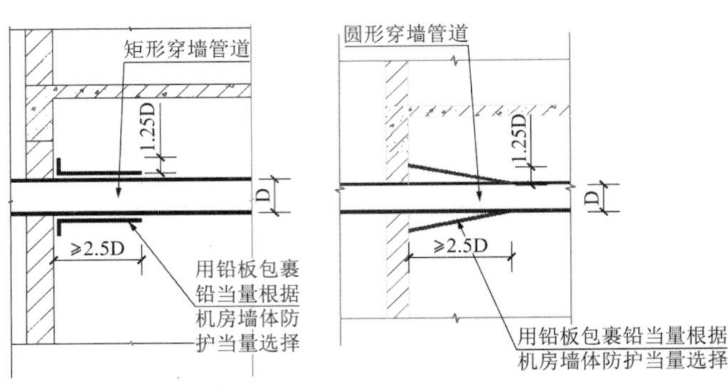

图 9-4　矩形管道穿墙防护施工方法示意图

图 9-5　圆形管道穿墙防护施工方法示意图

5）电气、智能化设计重难点分析及解决措施

（1）重难点分析

①MRI 设备工作时对电源质量要求较高，线电压数值为 380V，偏差要控制在±10%范围内，频率数值为 50Hz，偏差应控制在±1Hz 范围内。机房空调、水冷机、洗片机、照明及电源插座等用电采用辅助配电箱供电，必须与 MRI 系统用电分开，根据所需设备的负荷单独供电。

②MRI 设备运行时存在强大的磁场，对周边配套电气设备的稳定运行存在影响，同时交流电的波动对 MRI 设备的运营也存在干扰。

③医用磁共振设备存在电脑控制单元，系统的突然断电容易导致工作站硬盘产生坏道，造成重要医疗数据丢失。甚至会由于瞬间产生的巨大电流使 CPU 主板、显示器等部件被烧毁，导致一些高精密度的部件损坏，造成巨大的损失。

（2）解决措施

①根据选用设备功率因素，结合设备的瞬时功率，从主电源变压器直接铺设两路专用高质量铜芯电力电缆，分别至现场主配电箱和辅助配电箱，详见表 9-5。

表 9-5　配电箱相关参数

	电压	频率	额定容量	电源内阻
主配电箱	380V ± 10%	50Hz ± 1Hz	≥ 100kVA	≤ 160mΩ
辅助配电箱	380V ± 10%	50Hz ± 1Hz	≥ 80kVA	N.A

主电源和辅助电源均选用三相五线制，全年电压稳定，相序准确。为保证电源内阻要求，动力电缆线径和铺设距离应满足厂家要求。系统要求采用独立接地，接地电阻 < 1Ω，接地体至配电箱之间的地线需要采用线径 35mm² 以上的多股铜芯电线（黄绿色线缆），并定期检查接地电阻。

②为了减少 MRI 设备和周边配套电气设备的相互影响，供电要确保电缆槽表面平整，附近不存在发热源，避免温度改变较快。电缆槽不能使用铁磁质金属类，磁体中心四周 1.5m 范围内，以及磁体正上方不能有电源插座。屏蔽间禁止使用调光器，磁体间须使用直流照明，防止因使用交流电产生的交变磁场导致磁共振设备成像质量降低，且所有照明及插座用电须通过电源滤波器接入磁共振机房。

为了避免交流电干扰，所有进入机房的交流电线须通过滤波器或波导管过滤。MRI 核磁共振设备需单独铺设电缆供电，严禁磁共振与大功率感性负载共用电缆，防止因电压变化大对设备产生干扰。电力电缆在布置和铺设时避免距离磁体间过近，如果必须近距离经过，需要将电缆穿在钢管内，使钢管良好接地，避免电缆对电磁波的影响。

③所有配电柜具备防开盖锁定功能，确保电气作业安全。配电柜紧急断电按钮需安装在操作间中操作台旁的墙上，便于操作人员在发生紧急情况时切断系统电源。磁体间、设备间及操作间均要有带地线的 220V 电源插座，以便维修；所有插座用电都必须经电源滤波器进入。磁体侧上方需预留一带地线的 220V 电源插座，以方便工程师装机和维修所需。紧急退磁装置处需预留一带地线的 220V 电源插座。操作台附近预留两组 220V 电源插座，给磁监和氧监供电。

④智能化设计中需要设计厂家远程服务所需 ADSL 端口、网络端口（用于打印，图像备份和传输）保证三用一备；网络端口应布置在控制室观察窗下方距地 30cm 处；需要使用 1000M 自适应以太网、6 类屏蔽网线。

4. 施工管理重难点及对策措施

1）重难点分析

核磁共振设备用房建设是一项涉及专业广泛、设计施工复杂的系统工程，应同时满足设备电磁屏蔽围护及洁净手术室规范对洁净等级的要求，工程牵涉部门多、工期长、遇到问题多，需要医院方、设计单位、生产厂家、屏蔽公司、土建工程公司等多方技术人员协同配合，从建筑、结构、电气、装饰等多方面详细考虑设计施工实施要点，才能顺利完成。在施工过程中，主要涉及到以下重难点：

（1）核磁共振设备虽为吊装，但设备重量较大，因此地面承重必须满足核磁设备荷载和水平运输要求。本项目磁共振设备重量约 6t，对机房承重提出很高要求。同时，磁共振设备属于精密医疗影像诊断设备，设备价值巨大，且包装运输时属于易碎及危险物品，重量和体积最大的磁体部分需进行整体运输，对运输路径的规划也有很高要求。

（2）核磁共振设备属于大型精密贵重电子设备，对于环境湿度的要求相当高。良好的防水、防潮措施是保证磁共振设备长期安全、稳定运行的重要条件。一旦磁体间不慎进水，屏蔽室将失去绝缘效果，从而导致成像质量受到影响。为防止磁共振设备的损坏并保证屏蔽室的绝缘效果，在施工时需充分考虑用房的防水、防潮措施。

（3）核磁共振设备卸货或者垂直运输涉及吊装都会采用汽车式起重机吊运到指定位置。起重吊装工作应制定详细吊装方案，综合考虑起重机性能、现场道路情况及吊装平面布置等方面。设备吊装存在以下风险问题：

①施工风险主要指吊装团队人员操作不当、流程制定不严谨或设备故障等不确定因素，导致施工环节安全风险增高。当磁共振吊装施工环境较差的情况下，各种意外发生概率也将大大增加，往往在第一时间无法做出应急反应，事故发生后补救措施亦无法挽回损失。

②由于大型核磁共振设备具有造价高、精度高、重量大、对周围磁场、空气温湿度、扬尘敏感的特点。因此，在吊装前期勘察重点之一就对周围环境，例如水文地质情况、未来天气变化、地下管线、基础条件、附近建筑是否配有限高区、附近小区居民生活情况等情况进行实地勘察。吊装过程中如遇 6 级以上大风或雷雨天气，吊装设备及核磁共振设备将受到不同程度损害，造成财产损失；地基管线如果无法满足吊装承载力要求，就会发生地面沉降、管线爆裂导致吊装设备倾斜无法正常工作，严重时易发生坍塌事故。此外，吊装施工产生的噪声振动也会对医院建筑及附近人群带来负面影响，例如在夜间施工，在未申请夜间施工许可证的情况下，容易遭到附近居民患者的投诉。

③管理风险是指管理人员未针对核磁共振设备特性，结合前期调研所掌握的基础资料，组织相关参建方制定科学严谨的施工方案，具体包括地基处理办法、结构承载力计算复核、设备运输路线、进出场时间安排、吊装设备选型、吊装方法、多台吊装设备吊装顺序、吊装人员安排、医院场地布置等内容。在实际吊装时，往往为提高工作效率，导致出现压缩工期，减少吊装设备运行时间，压缩运营经费减少安全措施布置，未进行安全教育或无证上岗等违反吊装施工操作规程的行为。汽车式起重机在施工现场使用频繁，受到室外天气、保养不当以及带病作业等因素的影响。同时，在承受多次大重量货物吊装后，零部件会出现裂痕与锈蚀，导致吊装设备无法正常运行，增加了吊装危险性，这就要求设备

进场前须进行检查维护，达到使用要求后方能进场。在具体作业过程中，可能会由于管理人员对影响施工的各种危险因素缺乏针对性预判，安全管理制度落实不到位，从而给施工现场安全埋下隐患。

（4）MRI 施工需整合常规设计（建筑、机电、装修）、MRI 设备厂商、MRI 室的专业屏蔽设计、院方医疗流程和医疗配套用房等各方需求，孔洞、管线等一次预留到位，减少后期拆改。

（5）失超管就是在失超发生时，能及时将氦气迅速、恰当地输送到合理的位置的管道。当失超发生时，液氦急剧升温并快速由液态转变为气态，体积扩大至原有体积的 700 多倍，因此磁共振系统需安装伸到空旷室外的失超管用来排出失超时的大量氦气。失超管的不正确安装会引起极低温的氦气进入磁体间或相邻区域，若与人体直接接触会造成人员的低温灼伤或窒息，因此在施工安装时要加以重点控制。

（6）核磁共振设备的正常运行需要稳定的电源供应，设备安装完成后，需要提供正式水、电或单独的临时水、电。一旦供电系统存在不稳定的状况，很容易导致设备运行出现故障，造成核磁共振成像结果不准确，甚至对设备造成损伤，导致巨大的费用损失。

（7）随着超导技术和磁共振技术的不断发展，目前投入临床使用的人体成像 MR 设备的场强已达到 3.0T，甚至超高场强 7T、9.4T。磁场环境对人员安全和周围设备使用的影响，以及处于磁场范围中的铁磁性物质、移动金属（汽车、电梯等）、电力设施（高压变压器、动力电缆等）对核磁共振成像设备的使用也存在影响，电磁屏蔽是机房施工需要重点考虑和面对的问题。

2）对策措施

（1）核磁共振设备承重控制

①勘察路线控制

核磁共振设备承重不仅要考虑扫描间的承重情况，还需要考虑到运输通道的承重情况。在磁体到达现场前，院方应仔细勘查磁体经过的路线，确定地面承重情况，同时还应确定沿磁体搬运路线的地下有无下水道、阴井和地下室等设施。如果有上述情况，院方应尽早做好地面承重加固工作，以免磁体在搬运过程中陷入地下，造成不必要的损失。

②土建施工控制

a. 在本项目中，设备基础一般选用强度等级在 C25 以上的素混凝土进行浇筑。磁体间地面整体下挖至标高为–200mm 左右，磁体承重基座部分，院方聘请有资质的专业人员根据设备重量对机房及运输通道的承重进行计算，并出具承重确认报告。若专业设计评估承重后，建议进行加固处理，则应由院方和土建施工方确定具体的加固方案。磁体承重基座加固好后，浇筑一层混凝土垫层，厚度155mm左右（选用全素混凝土，不得添加任何金属材料），最终地面标高为−45mm，地面平整度要求坡度小于0.3%，待地面完全干燥后即可做双层SBS涂层进行防潮处理。

b. 土建在回填时一定要保证地面的平整度正负误差在3mm以内，房间地面整体误差应小于5mm，如果地面为压光面，则须保证没有压板痕迹。如果铺塑胶地板，则土建最终地面标高须控制为−10mm。

③核磁共振设备运输通道控制

a. 医院和设备厂家必须考虑运输路径的路由和承重要求，以确保核磁共振设备能顺利运达安装现场。核磁共振设备中磁体在所有部件中体积及质量最大，须考虑门窗、走廊的高度及宽度预留，应确保通往磁体间的通道平整，无障碍物。磁体运输及吊装前，设备厂家和吊装公司应同时到运输吊装现场实地查看环境状况，以确定最佳的运输吊装方案。在运输过程中，磁体在任何方向的倾斜角度都不得超过30°。

b. 此外，还需考虑液氦灌装的通道。液氦一般由250～500L容量的真空隔热的杜瓦罐装运到设备现场，运输通道的门和走廊要预留足够的宽度和高度，以便杜瓦罐能顺利通过，并能将虹吸管顺利插入杜瓦罐。

c. 通常磁体间须预留足够尺寸的开口以供磁体进入；院方须确保通向磁体间通道平整，无障碍物，必要时需搭建平台；院方须确保通向磁体间的整个通道能满足磁体运输的承重要求，必要时需铺垫钢板。

d. 建议由BIM进行大型医疗设备进出场的路径模拟，并根据设备到场的精确时间，协调前期各类配合工作的进度计划和工序安排，需重点关注设备吊装的路径、电梯的承重、设备间的隔墙预留等方面。

（2）SBS防潮控制

①防潮层的材料一般选用SBS防水卷材，综合考虑使用寿命及可靠性等方面，也可以选用综合效果更优的聚乙烯薄膜隔离层、聚酯无纺布、聚合物水泥防水层，其柔性、刚性、使用寿命及可靠性更佳，但造价相对较高。

②新华医院项目中采用双层SBS防水卷材作为防潮层。为了保证磁体间地面的平整度，SBS防潮层（双层）不允许搭缝，应采取拼缝，2层防潮层接缝应错开400mm以上，以保证回填混凝土时水不会渗漏到地下，如图9-6所示。本项目SBS防潮施工在院方监督下实施，SBS防潮层须采用热熔粘结，并且应满烘，不能因贪图速度只烘烤两边的边缘，

避免防水效果大打折扣甚至失效。

③无论磁体间在一层或在楼上，都应铺设 SBS 防潮层。SBS 材料不但有良好的防水作用，还具有良好的绝缘效果，铺设 SBS 防潮层可有效避免磁体间因各种原因进水后导致的绝缘效果下降的问题。

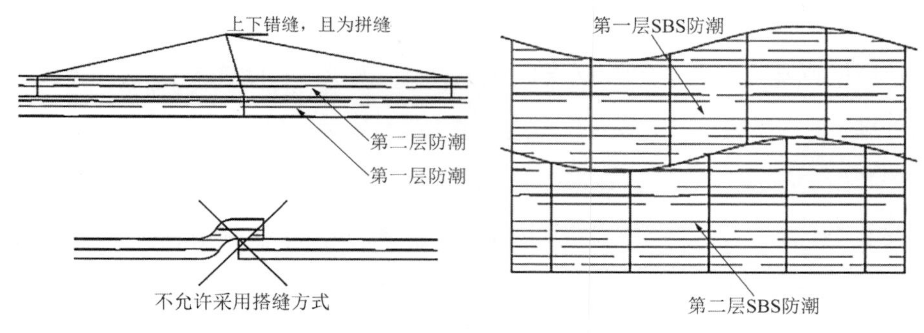

图 9-6　SBS 防潮施工图

（3）核磁共振设备吊装控制

①吊装方案规划

在吊装方案规划中，主要分析采用何种设备、何种方式进入场地作业。根据机房位置地点、施工场地勘察、设备特点、吊装障碍物等方面确定汽车式起重机型号，在汽车式起重机管理方、设计方等相关参与方共同配合下验算汽车式起重机绳索、路基箱选型、支腿地基承载力、地基处理方式是否满足规范要求。在医疗建筑建设大量采用 BIM 技术、虚拟现实等计算机辅助施工的趋势下，在核磁共振设备吊装前对施工过程进行模拟，对选定吊装的位置、汽车式起重机的高度、吊装轨迹及与周围建筑物、管线进行深度测试，并对结果进行分析、优化，以加强具体实施的可靠性，提前规避可能出现的风险。

②吊装场地承载力计算

为保障吊装施工的安全进行，本项目在吊装前组织相关工程技术人员现场勘察原有场地地基情况，并判断场地的位置、尺寸能否满足汽车式起重机及设备的运行要求；地基图纸的类型和均匀程度是否存在异常情况；核准基础图纸和地下水情况是否与勘察报告相符；地下区域是否存在旧建筑、古井、古墓、洞穴、地下掩埋物、管线、地下人防工程等设施；场地外缘与附近建筑物的距离，吊装过程是否会对附近建筑物的结构稳定产生影响。经过勘察后，需将基础数据交由场地结构设计师对汽车式起重机、设备重量、起吊应力进行复核是否需要采取加固措施。

③吊装实施管理

在大型核磁共振设备吊装的过程中，涉及医院方、设备厂家、设计院及汽车式起重机公司等多家参建单位联合决策实施，多项施工操作步骤需要交叉进行，因此部门间需要及时沟通协调。在吊装前，上述参建团队需要统筹安排，制定相应吊装计划和人员分工安排，下达指令后需尽快落实操作人员。吊装工程师需提前对参与人员进行技术安全交底，确保施工人员了解施工内容、注意事项和准备工作，确保所有参与人员了解岗位职责与分工，在确定可利用的机械设备、人员配备、吊装操作程序及相关规程后，可进行吊装施工。

首先清理吊装场地，例如场地内车辆、机械设备、人员等；再对汽车式起重机运行位置的地基进行处理；然后吊装人员进场对汽车式起重机进行安装、调试、安全检查，最后进行设备预吊及核磁共振设备的正式吊装。在进行关键操作过程中，均需要将具体要求、责任落实到人，严格执行安装、检查、维护3个维度的管理制度，遇到问题及时上报吊装管理团队并通过协商解决。在操作过程中，需设置吊装封闭区，悬挂警示牌，并配置专人外围巡查，场内外人员需提前调试对讲系统，保证信息传递通畅，严禁无关人员进入场地内，吊装物体下方严禁站人。

大型核磁共振设备作为医疗设备的典型代表，配件组成数量多、重量大、设备精密度高，对场地面积需求大，需提前疏散吊装场地内的人群及车辆，在组装这些设备前需严格制定吊装程序，防止出现返工。吊装设备须通过安全机构检测后方可投入使用，吊装各类人员须持有相关的特殊工种操作证方可上岗。

（4）核磁共振机房预留预埋控制

①核磁共振设备需要水平或垂直运输到建筑内部指定位置，因此必须预留吊装孔，其尺寸应根据设备要求具体确定，其位置应结合运输路线具体确定。在医疗工艺规划时应确定设备房间及运输动线，并且运输通道下方的楼板和梁在结构设计时应考虑一定预留荷载。

②磁体间应为空房间，墙面粉刷无特殊要求。所有电器电线、散热器、自来水管等一切存在安全隐患的设施必须全部拆除或改道。

为保证磁体及附属设备安装后的正常运行，应确保磁体间地面平整度误差小于2mm/m^2、整体小于5mm，确保地面平整度和光洁度。机房采用两层SBS卷材作防水处理。

③所有预留洞口一定要按图施工，不可轻易更改，洞口除进磁体洞需在进磁体后对洞口进行封堵，其余洞口一定要粉刷平直。一旦发现有圈梁、顶梁、地梁等影响洞口开凿，应及时反馈给屏蔽公司，以便对方案进行调整修改。预留洞口尺寸详见表9-6。

表9-6　门窗洞口尺寸表（单位：mm）

种类	序号	名称	规格（长×宽）	洞底标高
洞口	洞-1	磁体搬运预留洞	2600×2600	±0.000
	洞-2	联影MR传导板预留洞	1400×700	+2100

续表

种类	序号	名称	规格（长 × 宽）	洞底标高
洞口	洞-3	联影辅助传导板预留洞	不适用	不适用
	洞-4	电源滤波器预留洞	600 × 400	+2700
	洞-5	失超管预留洞	400 × 400	+2800
	洞-6	线缆预留洞	300 × 200	+3300
	洞-7	送风预留洞	800 × 400	+2800
	洞-8	回风预留洞	800 × 800	+200
	洞-9	平衡风口预留洞	600 × 300	+2700
	洞-10	紧急排风预留洞	600 × 300	+2900
	洞-11	波导管预留洞	200 × 200	+200
门窗	PBC-1	屏蔽窗	1200 × 900	+900
	PBM-1	屏蔽门	1200 × 2100	±0.000
	PBM-2	屏蔽门	1200 × 2100	±0.000

注：1. 洞-2、洞-3，须严格按照联影要求的位置和大小开设。
2. 表中±0.000 地面以屏蔽门外走廊最终完成地面为标准。
3. 本尺寸推荐表为传递给屏蔽公司深化图纸时参考，最终尺寸和标高须见屏蔽公司施工图纸。

④土建施工时应将操作间和设备间的网络、插座、开关底盒和穿线管预埋好，以确保在屏蔽施工时不再破坏墙面。开关插座底盒型号为 86 的方盒，穿线管使用ϕ20 的阻燃 PVC 管，并请专业部门进行安装。按图纸要求在操作间墙面上开槽（100mm 宽，50mm 深），以能够放置 100mm 的 PVC 线槽为宜。

⑤由于屏蔽门较重，需用金属膨胀螺栓固定在两边墙上，因此屏蔽门洞两边墙体必须为实心砖墙，并且满足金属膨胀螺栓固定要求。

⑥核磁共振设备须配备的第三方设备包括配电箱、水冷机、恒温恒湿精密空调，以上设备到货需早于磁体主机，并在磁体主机到货前进行安装。（若电压不稳，医院方应酌情选择安装稳压电源。若经常停电，医院方应酌情给 MR 系统配置发电机，发电机功率要求大于 150kV · A）。

⑦应仔细确认布局的合理性，例如观察窗的大小、空调进回风口的位置。其中屏蔽门的位置及开向须尤其注意。如需更改，则应在屏蔽材料发货前通知屏蔽公司。

（5）失超管安装安全控制要点

在安装失超管时须注意以下事项：

①失超管由内向外缓低，以保证冷凝水顺利流出。

②失超管和紧急排风须安装防雨罩，以防止在恶劣的气候下雨雪倒灌进房间。因此失

超管直管出外墙应不超过 100cm，最好 50cm。

③在安装失超管之前一定要检查管内有没有其他物质，以免堵塞管道或造成通气不顺。并由安装、检查人员做好记录。

④失超管出口正下方严禁行人通过，以防失超时对人体造成伤害，可划出隔离带防止误入。

⑤失超管出口的正下方严禁安装例如空调、水冷机室外机类设备，以防止在失超时被冻坏。

⑥在开始安装之前，有关失超管的所有安全事宜须得到厂家的确认，不但有助于保护人身安全，还可避免不必要的返工和安装延迟。

⑦失超管需要专门的电源供应，电源的稳定性对测试精度有较大影响。因此，在安装失超管时，需要选用稳定性较高的电源，并在电源线路上加入滤波器和稳压器等元件，以保证电源的稳定性和纯净度。

⑧失超管通常需要在真空或气体环境下工作，以避免信号被外界干扰。因此在安装失超管时，需要保证测试环境的干净和稳定，避免气体泄漏和灰尘等杂质进入测试环境。

⑨在安装失超管时，须保持线路的绝缘性能，避免漏电和短路等问题。

⑩由于失超管需要在低温下工作，因此在安装失超管时，需要使用专业的低温手套和安全眼镜等防护措施，避免因触摸低温器件而受伤。

（6）屏蔽与装饰施工控制

①电缆桥架由屏蔽公司负责安装。土建在图纸所示位置安装墙面线槽和顶部线槽，顶部线槽尺寸 150mm × 100mm。

②空调及风管安装要求：

a. 空调及水冷机上下水须和配电系统分开，以防止在使用过程中造成漏电或短路，导致设备故障或人身伤亡。具备相应条件时可以用隔墙将供水与供电隔开。

b. 空调风管以及风管与空调的对接由屏蔽公司负责安装。

c. 设备间风管为 700mm × 400mm 酚醛风管/铁风管，磁体间风管为ϕ180mm 塑弹管。

③电气安装要求

a. 磁体间的照明插座必须设置单独的线路，且应避开漏电保护器。屏蔽间的所有照明插座用电必须通过电源滤波器过滤外界干扰源。如果屏蔽室照明插座线路接在漏电保护器下，电源将无法正常供电。

b. 磁体间应选用 LED 节能灯具。220V 交流电进入交变直电源盒进行整流并降压，输出为全直流 17.5V。直流电引到操作间观察窗旁边的开关盒，再由开关盒输出通过设备间的电源滤波器进入磁体间，控制磁体间内的 LED 灯。

c. 直流照明的负极不能与交流电的零线共接一个端口，直流电的负极必须直接回到直流电源的负极。

d. 磁体正上方失超管一侧吊顶需安装维修插座及照明设备，插座安装在吊顶下方，检修灯安装在吊顶上方。

（7）交叉作业与多部门联合协作

在施工过程中，交叉作业与多部门联合协作主要集中于 3 个阶段，其一是净化及屏蔽共同施工阶段，其二是磁体进场前后阶段，其三是设备装机至试运行阶段。

① 在净化及屏蔽共同施工阶段，应着重将施工动线确定好，提前将洁净走廊与污物走廊做好封闭，尽可能降低对手术区其他工作的影响；在确保较高质量的前提下，应尽量保证地面基层的施工进度，从而保证顺利开展净化装饰及屏蔽施工。

② 在磁体进场前后阶段，应尽量在磁体进场前保证净化、屏蔽、机电暖通及装饰工程的完成度，提前清理占用设备场地的物料、机具，并腾退周边房间。

③ 在设备装机至试运行阶段，随着最终地面铺设完成，后续的保洁、空气检测、设备测试、数字化测试等各项工作都将有序开展，院方进入试运行、培训周期。

（8）保障设备供电的稳定性

① MRI 扫描时所需瞬时功率较大，会产生较大的瞬时冲击电流，瞬时压降大。因此 MRI 系统的供电电源要求直接从医院主变电站独立馈线至核磁共振设备专用配电机柜，线径选择应预留一定的功率裕量；线长、内阻、距离、三相不平衡度需满足设备厂家要求。另需提供一路小功率辅助电源专供主机温控器 TCU、设备空调使用，以保证 MRI 磁体在停电期间的正常控制温度。MRI 操作台的电脑也需不间断供电，以确保存储设备中的影像数据不会因为意外停电而丢失。

② 安装 MRI 设备后，需要提供正式水、电或单独的临时水、电。一旦发现水、电问题须及时与安装厂家沟通解决，避免出现巨大的经济损失。

（9）电磁屏蔽施工要求

新华医院项目对电磁屏蔽工程施工的要求如下：

① 地面施工要求

a. 采用双层 SBS 防潮，第 2 层压在第 1 层缝的中心；双层 SBS 防潮完成后，待完全干燥后作装饰地面。

b. 地面PVC板绝缘应铺平整、整齐，无残缺、无大缝；屏蔽室模块拼装，尺寸须与图纸相符，墙面垂直误差不得超过 2mm；内装墙面装修平整美观，墙体平整度误差不超过 3mm，垂直度误差不超过2mm。

c. 屏蔽室内照明线路要严格按图施工，所有线路必须有穿线管，交直流进入配电箱应明显分开并贴上标签，火、零、地线三色分明。所有线路不准从磁体的正上方经过。

d. 磁体预留洞不小于2600mm宽，2600mm高，以方便磁体进入。磁体应严格按图尺寸定位。

e. 如果最终地面是花岗石、大理石或地砖面，一定要先做地面装饰再进磁体，若是复合地板或塑胶地板则可以先进磁体，后铺地面。

f. 磁体下的铝板在水泥地面一个水平位置，平整度要求高差不超过±2mm；屏蔽绝缘电阻大于1kΩ，接地电阻小于1Ω。

②墙面施工要求

a. 必须确保墙面平整且垂直于地面。墙面安装区域必须满足穿孔、固定安装及负载能力的要求。系统滤波板的洞口大小和位置须满足设备的安装要求。

b. 检查室墙面上方不得有电缆、水管经过。电缆有可能对核磁共振成像质量造成负面影响；水管等有可能发生漏水至射频屏蔽，造成射频屏蔽失效。

c. 门窗洞口部分屏蔽，应墙体向洞口延伸50mm紫铜皮，另加门框重叠，用锡焊满焊，以防止泄漏。

③顶面施工要求

a. 磁体装饰吊顶必须用非铁磁性金属弯角件，用 5mm×38mm 的不锈钢自攻螺丝锁紧，要求承重20kg（中间夹不锈钢网）。

b. 凹凸顶的凹凸部分弯角件的间距应小于600mm，且须内外交义使用。凹凸部分如果使用防火板，则不能全部使用F30不锈钢直钉，应用部分不锈钢自攻螺丝固定。

c. 严禁不使用弯角件而直接用螺丝将框架固定在屏蔽层上。屏蔽门、观察窗、传导板框垂直（双向吊线）垂直度误差不超过1mm。

第10章　医用高压氧舱设备机房案例分析

本章结合重点医院工程项目，针对高压氧舱设备用房开展工程案例分析，对项目全过程管控中所涉及报批报建、屏蔽防护专项设计、设计管理里、施工管控等阶段重难点问题及对策措施进行提炼总结，形成有针对性的解决方案，为后续其他医院工程项目的大型医疗设备用房的建造提供参考。

10.1　医用高压氧舱概述

1）基本概述

高压氧舱是进行高压氧疗法的专用医疗设备，其适用范围很广，临床主要用于厌氧菌感染、一氧化碳中毒、气栓病、减压病、缺血缺氧性脑病、脑外伤、脑血管病等症状的治疗。这种创新性的技术为个体化精准医疗带来了全新的可能性，成为推动健康管理领域发展的关键工具。

在医疗领域，高压氧舱被用于治疗一些难以治愈的疾病，例如一氧化碳中毒、糖尿病、烧伤、坏疽和慢性创伤等。与传统的干细胞疗法相比，高压氧舱具有许多独特的优势。首先，高压氧舱治疗是一种非侵入性的治疗方法，不需要进行复杂的手术操作或药物诱导。患者可以在舒适的环境中接受治疗，减少了治疗过程中的痛苦和风险。其次，高压氧舱的治疗效果较为温和，不会对身体造成明显的不良反应，通过自然的方式激发干细胞的活性，促进身体的自我修复和再生，具有较高的安全性和可靠性。

高压氧舱的工作节点可简单归纳为以下 3 步：

（1）高浓度氧气供应

一般情况下，高压氧舱通过氧气发生器或气瓶提供高浓度氧气。氧气发生器通过分子筛或压力摩擦吸附等方法从空气中提取氧气，然后去除水分和杂质，最后将氧气输送到高压氧舱内。气瓶则通过压缩氧气将氧气输送到高压氧舱中。

（2）环境气压调节

高压氧舱在加压的过程中能够调节环境气压。为了达到更高的氧气生效压力，高压氧舱内的气压通常会提高至1.3～3.0ATA（大气绝对压力）之间。通过增加环境气压，高压氧舱能够增加患者的血液和组织中的氧气含量，促进氧气的吸收和运输。

（3）维持呼吸和氧合

患者在高压氧舱中需要维持正常的呼吸、氧气供应以及呼出物的排出。一般来说，患者在高压氧舱内需要佩戴氧气面罩或呼吸机，确保能够获得足够的氧气供应。通过周期性的放压和排气，高压氧舱能够清除舱内二氧化碳和其他代谢产物。

2）高压氧舱的组成结构

高压氧舱的组成结构包括舱体及相关的附属设备。各种类型的高压舱其结构不尽相同，例如手术舱需具备开展手术治疗的一系列设备，潜水减压病治疗舱需有极高的耐压性能等，在此不予过多赘述。一般治疗舱的组成结构如图10-1所示，包含结构如下。

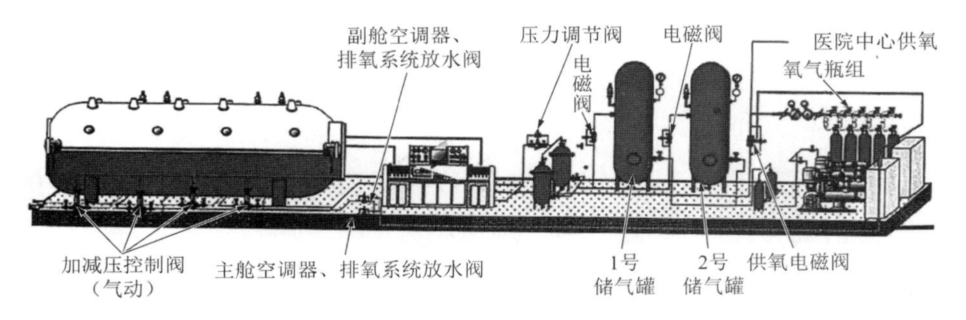

图10-1　高压氧舱各组成部分示意图

大型舱均由钢材制成，单人舱、双人舱与婴儿舱可用钢材或有机玻璃建造。

（1）舱体

舱体为高压氧舱外部结构，一般采用金属材料制成，具有高强度和密封性能。

（2）舱门

多人舱一般采用内开式门，单人舱及婴儿舱多用外开式门。按照开启舱门的动力学原理可分为机械门、电磁门、电动门等。

（3）递物筒（舱）

多人舱一般装有递物筒，用于治疗中舱内外医疗用品及其他物品的相互传递。

（4）观察窗及照明窗

观察窗系为舱外医务人员观察舱内病人情况而设。舱外光源通过照明窗向舱内提供照明。

（5）供气系统

空气加压舱须有专门的压缩空气供应系统，以满足空气加压的需要。供气系统由空气压缩机、冷凝器、油水分离器、储气罐、压缩空气过滤器、消音器、舱体所组成。外界空气经空气压缩机形成高压空气，通过油水分离器清除空气中的油质并进行冷却，然后将压缩空气送入储器保存备用。加压时储器罐内的压缩空气通过空气过滤器清除各种杂质送入舱体，使舱内气压上升。

（6）氧气供应系统

氧气供应系统由氧气源（气态氧和液态氧）、减压阀、管道、氧流量计、吸氧装具所组成。

（7）空气调节系统

空气调节系统包括氧舱的通风装置、降温装置、加热装置、温度调节装置、空气净化装置等。空气调节系统必须由生产厂按国家规定进行装配，不得自行改造。空气调节系统的电器故障是引起氧舱火灾的主要原因之一，应予特别注意。

（8）对讲和监视系统

对讲和监视系统包括对讲电话、闭路电视等，以保证舱内外的通信联系。

（9）消防系统

氧舱的消防装置包括自动水喷淋灭火装置、氮水灭火器等，尚可于舱内放置沙桶备用。高压氧舱内禁用二氧化碳灭火器，以免造成舱内人员窒息。

（10）生理监测装置

部分氧舱配备了生物电传导线路，可用于监测心电、脑电及其他生理信息。

（11）氧舱操作控制系统

各型氧舱均设有操作控制台，以上各系统的控制装置均安装一次。除上述者外，操作台还装有气体压力表、氧气压力表、氧气流量计、测氧仪、二氧化碳分析仪等。

氧舱的操作运行包括手动操作和电子计算机程序操作 2 种类型，氧气加压舱（含婴儿舱）一般均为手动操作。

3）研究意义

高压氧舱技术作为一种先进的医疗保健手段，其重要性和广泛应用价值在当今社会中愈发显现。通过在特制的密闭舱室内创造出高于常压的环境，并向舱内注入高纯度氧气，从而大幅度提升人体血液中氧气的溶解度。对长期暴露于严重空气污染环境中的人员具有深远意义。高浓度氧气能够有效地改善因环境污染导致的机体缺氧状况，促进血液循环，增强组织细胞的新陈代谢，不仅有利于受损组织的修复和再生，也能显著提升免疫系统的功能，减轻因空气质量较差引起的呼吸系统和循环系统的各种不适反应，例如哮喘、肺炎、心脑血管疾病等症状。

10.2 高压氧舱工作原理及流程

10.2.1 工作原理

高压氧舱的工作原理主要基于高浓度氧气供应和环境气压调节 2 大关键因素，如图 10-2 所示。其工作原理的核心是提供高浓度的氧气并增加环境气压，通过先进的密闭舱室设计并模拟出高于正常大气压的高氧气浓度环境，以增加氧气浓度，让人体短时间内吸入高浓度氧气。这种疗法可以提高血液中的血氧含量，增强机体的抗氧化能力，促进组织的修复与再生。其工作原理是使氧气能迅速渗透到组织和细胞中，通过提供充足的氧气供应，提高细胞的代谢率，增强免疫力，减少炎症反应，并促进干细胞的激活和分化。同时，适度增加环境气压有助于促进氧气的吸收和分配到组织中，这对于缺氧、炎症、伤口愈合和毒素排除等方面的治疗都具有重要作用。

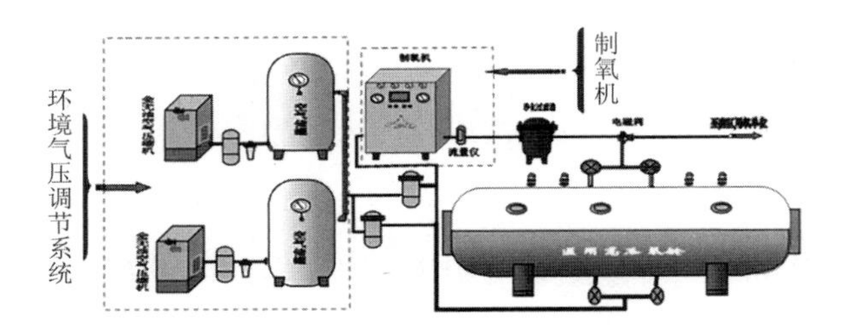

图 10-2　高压氧舱、制氧机联动组合原理图

10.2.2 工作流程

1）高压氧舱操作流程

高压氧舱的基本构造包括舱体、供氧系统、控制系统和安全防护系统等。舱体采用医用高分子材料制造，具备良好透明性和耐压性。供氧系统包括液氧罐、汽化器、氧气管道和氧气面罩等，确保充足、纯净的氧气供应。控制系统通过自动化仪表和传感器，精确控制舱内压力和氧气浓度。安全防护系统则包括紧急排气装置、灭火器材和急救设备等，确保患者安全。

（1）加压前的准备

①检查压缩空气贮量，检查管道阀门是否良好，待使用时再打开。

②检查氧气系统是否良好，有无泄漏，检查贮量及其压力是否正常，管道阀门是否良好，检查舱内供氧装置是否正常。

③检查舱门、递物筒、观察窗玻璃和舱内所有装置。关闭递物筒内外门及平衡阀。

④检查控制台各检测仪表及指针的位置，检查各开关、按钮是否良好，位置是否正确。

⑤打开电源开关，打开舱内照明，打开对讲机及应急通信装置，打开测氧仪及记录装置，检查其工作是否正常，检查各信号指示是否正常。

⑥打开电视监视装置，检查控制器、摄像机和监视器的工作是否正常。

⑦按照操作程序启动空调装置，判明其工作是否正常。

⑧病人进舱后，介绍舱内附属装置的使用方法和舱内的注意事项。

⑨关闭舱门、确保密闭状态。

（2）加压

①用对讲机装置通知舱内人员作好加压准备，打开气源，打开进气阀、缓慢加压。

②升压速率在 0.03MPa 以下时宜缓慢加压，以适应舱内人员咽鼓管的调压。

③不断督促舱内人员做耳咽管调压动作，经常询问有无不适感觉。如有耳痛等不适时，应降低升压速度，甚至暂停加压，待感觉好转后方可继续加压。

④注意舱内温度变化，打开通风机，必要时打开舱室制冷系统。

（3）稳压

①当加压到预定治疗方案的舱压时，关闭进气阀，打开氧气阀，通知舱内病人戴上吸氧面罩，并打开排氧调节阀，按吸氧人数及舱压控制排气流量。

②保持舱内气压稳定，如有气压变化时，应及时排气或补气。

③舱内空中氧气浓度必须严格控制在 25%以下，超过规定值时应及时通风换气。

④根据治疗方案，严格掌握吸氧时间及中间休息时间。当吸氧时间结束后，应及时关闭氧气阀门，并通知病人取下吸氧面罩。

⑤时刻监听、监视舱内情况，如有特殊情况，须及时报告。

（4）减压

①应先通知舱内病人做好有关准备，而后开始减压。减压中停留站及停留时间应严格按照规定的减压方案执行。

②注意舱内温度的变化，当舱温低于 18℃时，应打开加热装置。

③随时注意舱内病人的感觉，如有不良反应，应立即停止减压，并报告值班医生。

④认真填写操舱记录。

（5）出舱后的清理

①检查舱内各种装置是否完好，清理舱内各种物品，打扫舱内卫生，并进行消毒处理。

②关闭压缩空气和氧气气源，排除系统内剩余压力，关闭进气阀和排气阀。

③关闭照明、检测、监控系统电源，关闭控制台总电源开关。

④打开递物筒和气舱门，使橡胶密封圈处于松弛状态。

2）患者检查流程

高压氧舱是一种通过增加舱内氧气压力来提高患者吸入气氧浓度的医疗设备，常用于治疗各种因缺氧引起的疾病。为确保患者的安全和治疗效果，须严格遵守高压氧舱的使用步骤：

（1）评估与准备

①医生评估患者的病情，判断是否适合进行高压氧治疗，并向患者解释治疗目的、过程和注意事项。

②患者需要遵守医生的指示，提前换上宽松、舒适的衣物，摘除所有首饰、发饰等可能产生干扰的物品。

③护士或专业人员检查高压氧舱的设备状态，确保其功能正常，并准备好吸氧装置以及紧急救援设备。

（2）缓慢进入高压氧舱

①在医护人员的陪同下，患者缓慢进入高压氧舱，并注意保持平稳的步伐和姿势。

②避免在进舱过程中发生磕碰或跌倒，确保安全。

（3）关闭舱门并加压

①患者进入舱内后，医护人员关闭舱门，确保密封性良好。

②医护人员开始逐渐增加舱内压力，患者可能会感到耳部不适，可通过吞咽动作或佩戴耳塞缓解。

（4）稳压并吸氧治疗

①当舱内压力达到预定值后，医护人员开始调整氧气浓度，确保患者在治疗过程中的安全。

②患者通过吸氧装置开始吸氧治疗，期间保持舒适的体位，避免过度活动。

（5）监控患者状态

①在治疗过程中，医护人员须定期观察患者的呼吸、心率、血压等生命体征，确保患者处于安全状态。

②医护人员须关注患者的反应和感受，如有异常及时采取相应措施。

（6）治疗结束逐步减压

①当治疗达到预定时间或患者出现不适时，医护人员须开始逐步降低舱内压力。

②患者可能会感到耳部不适，同样可通过吞咽动作或佩戴耳塞缓解。

（7）安全离开高压氧舱

①当舱内压力降至正常后，医护人员打开舱门，患者可在其陪同下缓慢离开高压氧舱。

②患者离开后，医护人员对高压氧舱进行清洁和消毒，准备下一位患者的治疗。

（8）观察评估后结束

①患者在离开高压氧舱后，医护人员会对其进行一段时间的观察和评估，确保无异常反应或不适。

②医护人员会向患者和家属交代治疗后的注意事项，如需保持休息、避免剧烈运动等事项。

通过以上步骤，患者可以在医护人员的指导下安全、有效地使用高压氧舱进行治疗。在整个过程中，患者应积极配合医护人员的工作，确保治疗的顺利进行。

10.3　浙大二院柯桥院区工程案例分析

10.3.1　项目概述

浙大二院柯桥院区即未来医学中心柯桥板块，项目位于华舍街道，创意路以北、育才路以西，原沙地王地块。功能区块主要包括临床医疗、医学研究、临床教学、世界医学博物馆四部分，实行一体化管理，带动杭州湾“金南翼”医疗服务水平的整体跃升，更好造福杭绍两地乃至整个长三角地区居民。

柯桥未来医学中心规划总用地面积约 240000m^2，规划总建筑面积 500000m^2，其中地上建筑面积 370000m^2，主要建设内容包括医疗用房 229392m^2，教学、科研及配套生活服务用房 120608m^2，医学博物馆 20000m^2；地下建筑面积 130000m^2，为停车场（兼人防工程）及设备用房等。规划病床 1500 张，按三级甲等大型综合性医院标准建设，集医疗、教学、科研、急救、保健、康复和预防为一体标准设计。

10.3.2　平面布置

1. 工作选址

本项目高压氧舱建筑位于地块北侧单独建造，为满足各项安全间距的两层独立建筑，采取封闭式管理。建筑选址远离居民住宅区及人员密集区，远离变配电房和易燃易爆区域，周边绿化环境良好，在增加空气洁净度的同时还可以有效防止污染气源被空压机吸入，故本项目选址合理。

2. 平面功能布局

高压氧舱是兼抢救和治疗于一体的设备，本项目高压氧舱主要由患者活动区、诊疗区、设备机房区和医务配套区 4 个区域组成。本项目高压氧舱地下室主要为高压氧舱设备机房区，1 层平面主要为诊疗区，2 层平面为医务配套区，各区域间设计合理、安全，不存在相互穿插，避免了治疗过程中人员走动混乱，给治疗和病人带来危险。

（1）患者活动区域包括接诊区、治理等候区、更衣室、卫生间等区域。

（2）诊疗区域包括氧舱室、抢救室、诊室等区域。

（3）设备机房区域包括配电房、空压机房、高压氧舱机房等区域。

（4）医务配套区包括办公室、示教室、更衣室、卫生间、值班室及储藏间、污物间等区域。

3. 平面流线分析

项目主要流线有医护人员流线、患者流线、设备安装流线。

（1）医护流线：医护人员从主出入口进入并前往 2 层配套用房更衣，随后前往 1 层各诊疗及高压氧舱室。

（2）患者流线：患者就诊流线从主出入口进入到门厅，经诊室就诊后进行更衣再前往安检室检查无误后方可进入相应舱室治疗。

（3）设备流线：舱体设备在基础设施建设时，须按图施工先行把舱体吊装在地下室的氧舱机墩上，待整体建筑完成后通知厂家安装，将其余设备运入机房。

10.3.3 设备技术参数

1. 设备功能

本项目高压氧舱为 YC3200J 型方形医用空气加压氧舱群，多人氧舱室舱群为三舱一体式，即普通治疗舱（16 人）、过渡舱（4 人）、抢救舱（16 人）。此外还配备 VIP 舱室，由普通治疗舱（4 人）、过渡舱（2 人）组成，可满足不同人群的个性化治疗需求。三舱具有相同的功能，均可独立进行加压和减压，也可两舱同时使用，三舱均配备了用于特殊治疗或抢救危重病人使用的例如递物筒、生物导连接线口、急救供氧、负压吸痰等设施，其中递物筒在治疗舱压力不发生变化的状态下，随需要进行舱内外物品传递。过渡舱在不影响治疗的前提下随时供工作人员和舱内人员进出。在操作台前配有 47 寸九画面分割彩色电视监视器，每个舱室安装 2 个摄像头，可随时观察病人的舱内情况，全面掌握舱内动态，每舱各形成一套独立的电视监视系统，可供舱外教学、参观使用。

（1）普通治疗舱

普通治疗舱是指在高于大气压的状态下，病人通过面具呼吸氧气而进行治疗的设备。

（2）手术抢救舱

手术抢救舱是指在高于大气压的状态下，病人通过呼吸氧气而实施手术或抢救的设备。

（3）过渡舱

过渡舱是指在治疗舱或手术抢救舱处于高于大气压的状态下，能使医务人员或病人在同等气压下出入的设备。

2. 设备尺寸

本项目选用设备尺寸详见表 10-1。

表 10-1　本项目设备尺寸表

序号	设备名称	设备净重	设备尺寸（长 × 宽 × 高）
1	VIP 舱	28t	7000mm × 2800mm × 3000mm
2	抢救舱、过渡舱	37t	10200mm × 3700mm × 3400mm
3	治疗舱	32t	9000mm × 3700mm × 3400mm
4	储气罐	5.2t	直径 2.2m、长 5.9m、容积 $20m^3$
5	汽水罐	1.4t	直径 1.2m、长 3.9m、容积 $4m^3$
6	空压机	1.1t	1800mm × 1230mm × 1570mm
7	冷干机	0.2t	1120mm × 550mm × 1100mm
8	吸附式干燥机	0.5t	1080mm × 600mm × 1920mm

10.3.4　重难点及对策措施

1. 报批重难点及对策措施

1）重难点分析

申请建设高压氧舱由于涉及各方利益相关者和监管要求，在确定建设需求后须获得相关当局的批准。申建流程复杂，具体步骤如下：

（1）进行全面的需求评估

通过需求评估确定在特定位置拥有高压氧舱的可行性和必要性。需求评估应考虑例如高压氧疗法的需求、服务的目标人群、对项目的实施和运维过程中的风险评估以及建立和运营设施的成本影响等因素。

（2）启动高压氧舱常规申报流程，确保高压氧舱建设的合法性

①医疗机构需要向所在地的地（市）级卫生行政部门提出设置申请，进行设置审核。

②经过地（市）级卫生行政部门的审核后，需要由省级卫生行政部门批准，并颁发《医用氧舱设置批准书》。

③在购置高压氧舱前，需要进行购置审批，通常由医政处等相关部门负责。

④医用氧舱制造单位应向国家质量技术监督局提出医用氧舱制造资格申请，并取得《AR5级压力容器制造许可证》。

⑤在安装医用氧舱前，制造单位应向使用单位所在地的地（市）级质量技术监督机构申报安装，并出示相关资料。

⑥医用氧舱安装完成后，使用单位应根据相关规定和标准组织验收，并出具验收报告。

⑦设备投入使用前，使用单位应持相关批准文件和验收报告，到所在地的质量技术监督行政部门办理使用登记手续，并领取《医用氧舱使用证》。

⑧医用氧舱使用单位应按规定安排定期检验，并提前向认可检验单位提出申报。

⑨医疗机构需实行医用氧舱的院科（包括工程设备和临床医疗2方面）的三级管理与三级负责制度，具体做法参照《浙江省医疗机构医用氧舱配置使用安全规范》。

2）对策措施

（1）建设高压氧舱前应首先咨询当地的相关部门以获取最新的政策信息，具体的报批流程可能会根据不同地区的法律法规和政策有所变化。

（2）项目实施前，设计应配合医院相关科室完成高压氧舱的专项深化设计工作，同时明确氧舱所需的基本技术参数，避免后期采购氧舱设备、审批备案及施工图纸不匹配。

2. 设备选用重难点及对策措施

1）重难点分析

高压氧舱有多种舱型分类，不同舱型适用于不同的应用场景，在前期方案阶段需确定舱型，以保证设备的使用要求。

2）对策措施

从医院发展总体及未来可发展规模考虑，重点关注相关科室，例如神经科、康复科、骨科、耳鼻喉科、急诊科等科室适应症患者所占科室患者总数的比例，针对不同舱型的特点，详见表10-2，进行分析，协助院方决策。

表 10-2　各类舱室数据

<table>
<tr><th rowspan="2">舱型</th><th rowspan="2">单人舱</th><th rowspan="2">双人舱</th><th rowspan="2">婴儿舱</th><th colspan="3">多人舱</th></tr>
<tr><th>小型氧舱</th><th>中型氧舱</th><th>大型氧舱</th></tr>
<tr><td>内直径</td><td>≤ 1.5</td><td>≤ 1.5</td><td>= 0.5</td><td>≤ 2.0</td><td>≤ 2.8</td><td>≤ 3.0</td></tr>
<tr><td>治疗人数</td><td>1</td><td>2</td><td>1</td><td>4～6</td><td>≤ 14</td><td>—</td></tr>
<tr><td>人均舱容（m^2/人）</td><td>≥ 1.0</td><td>≥ 1.0</td><td>≥ 1.0</td><td>≥ 1.5</td><td>≥ 2.0</td><td>≥ 2.5</td></tr>
<tr><td>加压介质</td><td colspan="3">纯氧</td><td colspan="3">空气</td></tr>
<tr><td>舱内氧浓度</td><td colspan="3">> 80%</td><td colspan="3">< 25%</td></tr>
<tr><td>优点</td><td colspan="2">①易于隔离消毒，避免交叉感染
②不需使用呼吸面罩，较为舒适
③造价较低，移动方便</td><td>小巧灵活，便于移动，操作方便，易于隔离</td><td colspan="3">①可同时治疗一批病人
②医务人员可陪同进舱
③火灾危险性小
④可在舱内进行治疗操作</td></tr>
<tr><td>缺点</td><td colspan="2">①医务人员不能陪同进舱
②火灾的潜在危险较大
③不能在舱内进行治疗操作</td><td>不适于危重患儿的治疗</td><td colspan="3">①设备复杂，造价昂贵
②不能移动
③存在交叉感染的可能</td></tr>
<tr><td>适用情况</td><td colspan="2">①不需在舱内进行治疗操作的各类病人
②可用于新生儿及婴幼儿
③可用于不能使用呼吸面罩的病人</td><td>不需在舱内进行治疗措施的新生儿及婴儿</td><td colspan="3">①适用于各种类型的病人
②舱内手术
③危重病人的舱内抢救</td></tr>
</table>

3. 设计管理重难点及对策措施

1）建筑设计重难点分析及解决措施

（1）重难点分析

①高压氧舱体量大，且需要设置独立地下室走设备管线，无法与其他功能简单置换空间，因此高压氧舱需在前期从院区功能布局、未来发展、医疗流线、设备运行安全等方面综合考虑机房选址。

②高压氧舱在功能分布设计时需明确功能设置要求，各楼层功能不得随意更换，因其设备特性，氧舱临近空间功能变换将对设备造成影响。

③高压氧舱内建筑面积需充分满足氧舱安全医疗管理流程和维护、维修的基本需求，若前期面积未预留充分，将导致设备无法正常使用。

（2）对策措施

①选址把控

高压氧舱在选址时应尽量安置在距离急诊科、ICU 等相关适应症科室较近的位置，既有利于病人的抢救和治疗，也降低了因搬运病人距离过远带来的医疗风险，减轻了家属和医护人员的陪护强度。

高压氧舱作为独立建筑，与其他建筑物、设施相邻时，需确保符合防火安全标准。高压氧舱周围严禁搭建危险性建筑物，尤其是发生火花的烟囱和穿越的高压电缆等各种隐患设施。高压氧舱地下室远离医院气体及供电管路所处地沟。具体距离要求如下：

a. 必须远离居民住宅区或人员密集区、电力部门设置的变电站和小型配电箱站、非燃气锅炉房、垃圾站房、机动车停车场，且间距大于10m。

b. 与液氧罐的间距应大于15m。

c. 与易燃易爆等危化品储存区、天然液化气管道、燃气锅炉房等设施的间距大于20m。

d. 氧舱建筑附近的地下电缆与氧气管道之间的间距大于5m。

e. 电力部门设置的大型配变电区、油库等易燃易爆等物品的存放区域，应符合国标《建筑设计防火规范》的最新要求。

②明确建筑设置要求

在设计阶段与综合建设单位及设备厂家进行充分沟通，明确使用需求及安装需求，并满足以下要求：

a. 高压氧舱的整体建筑必须为满足上述安全间距的独立建筑，空气加压氧舱的建筑高度不超过2层。氧舱整体建筑应单独归属高压氧科实行独立科室的“单科全封闭式”管理。

b. 放置高压氧舱主体的治疗大厅的建筑单元（氧舱主体单元）必须为单层建筑，即氧舱治疗大厅的上方和氧舱地下室的下方不能有任何形式的其他建筑（其上为顶、其下为实地，不能有自行车和汽车车库，未按此规定建成的氧舱不予验收并严禁使用）。

c. 非氧舱主体单元的上方如有第2楼层建筑，应全部归属于高压氧科独立使用和管理。

d. 氧舱建筑耐火墙的等级应为Ⅰ、Ⅱ级；各室各房之间必须以实心墙相隔。

e. 高压氧科（室）的平面布局必须符合氧舱安全医疗管理流程（“单科全封闭式、单向单通道”及“三步安检”）的布局要求，按照从候诊区、安检区、治疗等候区、治疗区、到治疗结束后返回候诊区的顺序实行单向、不可逆、全封闭式的“单向单通道”设计和安全医疗流程管理。

③明确建筑面积要求

高压氧科（室）必须符合氧舱安全医疗管理流程和维护、维修的基本面积要求。

a. 8～12人以下空气加压氧舱一台的总建筑面积应不小于330m²。

b. 14～16人以上空气加压氧舱一台的总建筑面积应不小于400m²。

c. 18人及以上空气加压氧舱一台的总建筑面积应不小于500m²。

d. 仅配置单人氢气加压氢舱的：二台单人氧，气加压氧舱的总建筑面积应不小于

$200m^2$，每增加一台单人舱应增加建筑面积 $20m^2$。

e. 高压氧科（室）必须设置安检区及安检后的治疗等候区，且两者的面积应满足使多位患者和多辆平车同时接受安检、病情评估及治疗等候的基本面积需求，原则上不应小于 $30m^2$。

f. 由于婴儿氢气加压氧舱的实际体积较小，氧舱治疗室等的使用面积可以适当减少，但仍必须满足氧舱安全医疗管理流程的平面布局及管理的所有要求。

2）给水排水设计重难点分析及解决措施

（1）重难点分析

①应在氧舱出入口的显著位置标注“严禁烟火”等醒目标记。

②多人氧舱应设有独立的消防系统。每个舱室应当设置独立的消防控制装置，且能从舱内和舱外任意一侧通过手动操作阀门开启消防装置向舱内地板及座位均匀喷水，消防控制装置应具有防止误触功能。

③消防系统的喷水动作响应时间应不超过 3s，喷水强度应不小于 $50L/(m^2 \cdot min)$，供水时间应不少于 1min。

④消防系统的管道和通舱件应采用不锈钢材料，压力水柜应配置带有防护装置并便于观察的液位指示器，水柜内部应作防腐涂层处理。

（2）对策措施

高压氧舱给水排水设计的重难点主要集中在以下几个方面，解决措施可以从下面几个角度考虑：

①防止漏水和渗水

高压氧舱环境对设备密封性要求非常高，因此需选择耐高压、耐腐蚀的材料来制造管道和阀门，并严格控制安装工艺，确保每个接口都能完全密封。

②避免结垢和堵塞

高压氧舱对水质纯净度要求高，容易形成结垢或者被微生物污染导致管道堵塞。因此，需定期清洗管道、加装过滤器等措施来避免这种情况发生。

③安全排放废水

高压氧舱内的废水可能含有有害物质，需设计专门的废水处理系统，确保废水排放符合相关的环保标准和安全要求。

④应急处理措施

在排水设计中需考虑到可能出现的突发状况，例如管道破裂、阀门失灵等情况，需要设置紧急切断阀门，并制定相应的应急预案，以确保及时有效地处理问题。

⑤材料选择和耐压性能

消防水系统的管道、阀门等部件不仅需选择耐高压、耐腐蚀的材料制造，确保在高压氧环境下能够正常工作。还需确保所有部件具有良好的密封性能，避免漏水。

综上所述，针对高压氧舱给水排水设计的重难点，需在材料选用、安装工艺、水质管理、废水处理等方面进行综合考虑和有效措施的实施，以确保高压氧舱的排水系统安全可靠运行。

3）暖通设计重难点分析及解决措施

（1）重难点分析

①高压氧舱往往是个独立建筑物，因此在空调系统设计时应与大系统区分开来。

②高压的氧气有易燃易爆风险，氧气储存间需设计相应的通风系统。

③高压氧舱内部设置有空压机房，空压机工作时会产生大量的废热，设计时应考虑如何消除这部分余热。

④高压氧舱内感染防控问题已逐步引起重视。高压氧舱环境和构造特殊，不同舱病人治疗间隔短，患者病情复杂，部分患者存在多重耐药菌感染、呼吸道感染等症状，因此在高压氧舱设计时需考虑如何降低交叉感染风险的问题。

（2）对策措施

①本工程高压氧舱采用变冷媒流量多联式空调系统，使用灵活，布置方便。

②本工程氧气储存间设置有事故通风系统，因氧气摩尔质量高于空气，在房间下部设有排风口。排风机采用防爆风机，并设置静电接地。

③本工程空压机房排风系统结合厂家提资进行点位与风量设计，满足设备使用需求。

④高压氧舱分为多人空气加压氧舱和单人纯氧舱，舱内为全封闭结构，空气通过高压氧舱的压力调节系统过滤净化装置，经二级过滤机吸干除湿后进入舱内。2018 年中华医学会高压氧医学分会发布的《医用高压氧舱安全管理与应用规范》对高压氧舱的空气消毒要求为：每舱结束后应通风换气，及时做平面清洁卫生，舱内用紫外线照射 30min，也可用臭氧发生器或空气消毒机进行消毒。在设计阶段考虑采用臭氧、紫外线、过氧化氢、压差式通风洗舱法等方式进行空气消毒。

4）电气、智能化设计重难点分析及解决措施

（1）重难点分析

医用高压氧舱的电气系统包括供、配电装置、应急电源、氧舱照明、通信装置及接地

装置等。电气系统的设计安装应符合以下要求：

①氧舱的电源输入端与舱体之间应能承受 50Hz，1500V 正弦波试验电压，历时 1min 无闪络和击穿现象（如果导线绝缘性能差，线路凝露受潮、老化或存在机械损伤，当外电路高压渗入时就会发生闪络以致击穿，从而导致电气火花和机壳带电）。新设计的氧舱在氧舱的供电网络中需要增加耐高电压的隔离变压器。舱内的供电由隔离变压器的输出端提供的。这样，高电压的危险性由隔离变压器承受。隔离变压器的输入端电压和输出端电压均为 220V，耐压须在 1500V 以上。

②氧舱内不得装设断路器、熔断器、电机控制器、继电器、转换开关、镇流器、照明控制、动力控制等产生电火花的电气元件，并须在舱外设过载保护和短路保护装置。

③氧舱进舱的电气设备，其工作电压不应高于 24V（最好低于 12V）。氧舱进舱导线不得有中间接头，导线应带有金属保护套，金属保护套管口设防塞。舱内导线与舱内电器的接点应焊接并裹以绝缘材料。

④氧舱应配置带有过放电保护的应急电源装置（目前氧舱常采用的应急电源是 UPS 不间断电源装置，它由市电电源、蓄电池、整流器和逆变器、静态开关等组成）。当正常供电路径中断时，该电源能自动投入使用，保持对应急照明应急呼叫、对讲通信和测氧仪的正常工作时间不少于 30min。在供电正常情况下不间断电源可起稳压作用。

⑤氧舱接地装置的接地电阻值应不大于 4Ω。舱体与接地装置之间必须用镀锌扁（圆）钢可靠连接，在舱体和接地装置连接处应附有接地符号标记。

⑥氧舱电气系统与通用电气设备一样，为了保证电气性能，应有良好的绝缘性能。氧舱标准中，对舱内设置的生物电插座提出了绝缘电阻的要求，生物电插座各插针（接线柱）之间、各插针（接线柱）与舱体间的绝缘电阻应不小于 100MΩ。

⑦氧舱设备的对地漏电流在正常状态下应不大于 5mA，在单一故障状态下应不大于 10mA。

⑧氧舱照明应采用冷光源外照明。舱内平均照度应不小于 60 勒克斯（Lux），多人氧舱照度不均匀度应不大于 60%。

（2）对策措施

医用高压氧舱的防雷保护措施必须按照《医用氧舱安全管理规定》等有关规定进行设计与施工。在安装医用高压氧舱时，要聘请有资质的工程技术部门进行安装，并做好高压氧舱设备的接地。设计时高压氧舱一般要求单独接地。由于城市地区建筑密度大，接地线缆布置复杂，且建筑物内的设备根据就近原则统一接地，无法满足真正意义上的单独接地。

接地装置可能会对相连的电气系统产生一定影响，严重时可能导致电气系统无法正常工作。因此通过将钢材焊接入接地网络中扩大接地网，降低接地电阻值。一般要求接地电阻值不大于 4Ω。主接地网由垂直接地体和水平接地体连接构成，垂直接地体可用 50 × 50 × 5mm 镀锌角钢，长 2.5m，水平间距 5m，水平接地体可用 4 × 40mm 镀锌扁铁。垂直接地体和水平接地体间三面焊接，并在焊接处做好防腐处理。

5）施工管理重难点及对策措施

（1）重难点问题

高压氧舱设备用房的施工涉及到特定的技术要求、安全标准和严格的管理规范，是一项对施工工艺和技术要求颇高的项目，具备一定的难度和复杂性。该工程的特殊性决定了其在施工过程中面临着一系列独特的重难点问题。主要问题如下：

①施工组织与过程管理

高压氧舱设备用房施工涉及多工种、多工序的交叉作业，施工组织管理复杂。

②基础施工与结构安全

高压氧舱设备对基础和结构的稳定性要求高，施工过程中必须确保基础和结构的安全可靠；高压氧舱设备重量大，对设备基础和固定的要求非常严格，必须确保设备在高压条件下的稳定性。

③设备安装与调试

高压氧舱设备的安装涉及多个复杂的步骤，包括设备搬运、组装、连接等，安装过程复杂且精度要求高；高压氧舱设备的运行需要复杂的管道系统和电气线路，安装过程中需保证系统的完整性和可靠性；高压氧舱设备的调试和检测复杂，需保证设备在高压条件下的正常运行，确保各项性能指标符合要求。

（2）对策措施

①施工组织与过程管理

a. 科学制定施工方案

编制详细的施工组织设计和进度计划，明确各工种的施工顺序和交接要求。

b. 加强现场管理

安排专职项目经理和监理工程师，全面负责施工现场的组织协调和质量控制。

②基础施工与结构安全

a. 严格控制基础施工

采用高质量的建筑材料和先进的施工工艺，确保基础施工的质量和精度。

b. 加强结构检测

在施工过程中进行实时监测，发现问题及时处理，确保结构安全。

c. 精准基础施工

根据设备安装要求，进行精准的基础施工，确保设备基础的平整度和强度。

d. 专业安装固定

采用专业的设备安装和固定技术，确保设备在高压条件下稳定可靠。

③设备安装与调试

a. 根据设备安装说明书，编制详细的安装方案和操作规程，明确各环节的安装步骤和注意事项；开展专业技术支持，聘请有经验的设备安装工程师进行安装，确保安装过程科学规范。

b. 医院土建负责部门、全过程工程咨询单位及高压氧舱生产厂家在氧舱安装前进行详细分析论证，严格把控施工进度，确定氧舱安装实施细节，以确保氧舱的安装一步到位。杜绝因土建未协调好，使氧舱运到后因土建未达标无法及时安装，导致氧舱暴露于室外过久，其设备及配件在户外长期遭受风吹日晒后老化而缩短使用寿命。医用氧舱安装应严格按设备厂家的设计图纸进行施工，尤其是空压机房通风口的预留、降温用水槽的设置、排气和排氧口的设置、贮气罐和气水罐排污口的设置等，均需进行合理布局。

c. 根据设备运行要求，合理规划管道和电气线路的布局，确保各系统之间的协调和兼容。严格按照相关标准和规范进行施工，确保管道和线路的安装质量。

d. 对设备进行全面的调试，逐项检查各项性能指标，确保设备运行正常。

e. 邀请专业的检测机构对设备进行检测，出具权威的检测报告，确保满足设备的使用要求。

第11章　医用回旋加速器设备机房案例分析

本章结合重点医院工程项目，针对回旋加速器设备用房开展工程案例分析，对项目全过程管控中所涉及报批报建、屏蔽防护专项设计、设计管理、施工管控等阶段重难点问题及对策措施进行提炼总结，形成有针对性的解决方案，为后续其他医院工程项目的大型医疗设备用房的建造提供参考。

11.1　医用回旋加速器概述

1. 基本简介

医用回旋加速器是服务于核医学诊疗的大型医疗设备，是医用放射性核素的三大主要来源之一，属于二类射线装置。其主要通过加速带电粒子照射靶核而获得所需的正电子放射性核素，从而合成 PET-CT 显像所需要的药物，将该药物作为示踪剂注入人体后，医生即可通过 PET-CT 显像观察到患者脑、心、全身其他器官及肿瘤组织的生理和病理的功能及代谢情况。PET-CT 依靠回旋加速器生产的不同种显像药物对各种肿瘤进行特异性显像，达到对疾病的早期监测与预防的目的。医用回旋加速器可以根据本身设计的差异分为单束流回旋加速器与双束流回旋加速器，正离子回旋加速器与负离子回旋加速器，立式回旋加速器与卧式回旋加速器等。

2. 设备组成

1）主要部件

不同厂家、不同型号的回旋加速器在结构上有着较大的差异，但其结构基本相同，主要由磁场系统、射频系统、真空系统、离子源系统、束流提取系统、束流引出系统、诊断系统、靶系统和冷却系统等部件组成，各系统的主要作用如下：

①磁场系统

磁场系统由上下磁轭、线路极片、磁场线圈、磁场电源等部分组成，其作用就是提供偏转力使束流维持在上下磁极之间中心平面的准环形轨迹上。磁场线圈使束流在上下磁极之间加速。磁场非匀场，而是采用深谷设计，对束流粒子在加速的中心层面提供了强聚焦力，引导粒子返回中心层面，产生高的束流引出效率。

②射频系统

射频系统包括监测与控制元件、频率合成器、中级放大器、RF 电源振幅器、共轴透射线、耦合网络和 D 型盒结构等部分，其作用就是对 D 型盒提供一交替的高电压电势，并将能量转至 H^-离子。随着束流加速得到能量，其轨道半径逐渐增加，这种轨迹被称为准螺旋形。当束流到达提取半径时，其能量也将达到预定能量。正常工作时，射频频率自动受 RF 控制元件调整以维持 D 型盒结构的共振。

③真空系统

真空系统包括真空室、排气泵、仪表和控制元件等部分。真空仪表和控制元件用于监测并显示真空室的压力以及在系统出现故障时对仪器起到保护作用。真空室需要连续不断地抽气以排除来源于离子源及真空室内表面的气体。

④离子源系统

离子源系统包括离子源、弧放电离子（ARC）源、偏向电源与氢气流量控制器等部分。离子源产生 H^-离子，在正常操作中不需要进行调试或干预性操作。离子源存在电势差，用于电离氢气形成等离子浓聚体。进入离子源的氢气流量由电子质流控制器调控以与变化的离子源和加速器运行条件相匹配。等离子体的电源（或 ARC）由电流调节的开关型电源提供，在正常运行时，控制系统调节离子源的 ARC 电流以维持期望的靶电流。

⑤束流提取系统

束流提取系统包括一个或者两个束流提取器。其作用就是当 H^-通过碳提取膜时，剥离其与氢核结合松散的两个电子，从而使束流由负电性变成正电性。

⑥束流引出系统

束流引出系统是改变加速粒子的运行轨道，将其引向靶体的系统。

⑦诊断系统

诊断系统是回旋加速器中用于监测分析束流轨道上不同位置的束流，并发出调整优化靶束流指令的系统。一般由三个探测器和一个束流分析器组成。

⑧靶系统

靶系统是完成特定核反应而产生正电子核素的装置，一般包括靶体、准直器、靶膜、管路阀门等部分。

⑨冷却系统

冷却系统从不同系统中将热量带出，带出的热量在二级冷却系统中进行热交换，并将热量传送到初级冷却系统。

2）化学合成系统

该系统包括合成分装模块以及相应的仪器设备，用于合成和分装核素的药物。回旋加速器打靶产生的放射性核素由屏蔽输送管道直接输送到合成热室内的合成分装模块中，由化学合成系统在计算机控制下自动化地完成药物的合成。

11.2 医用回旋加速器工作原理及流程

11.2.1 工作原理

回旋加速器通过电流和磁场使带电粒子得到加速轰击靶核后引起的核反应生产放射性核素。在回旋加速器中心部位的离子源（Ion Source）经高压电弧放电而使气体电离发射出粒子束流，该粒子束流在称为 Dees 的半圆形电极盒（简称 D 形盒）中运动。D 形盒与高频振荡电源相联为加速粒子提供交变的电场。在磁场和电场的作用下被加速的粒子在近似于螺旋的轨道中运动飞行。带电粒子经多次加速后，圆周轨道直径达到最大而接近 Dees 的边缘并具有最大的能量，在该点粒子经过束流提取系统的剥离碳膜。被加速的负粒子在通过碳膜期间被脱去二个电子，变成带正电的阳离子，此时，在磁场中粒子的运行轨道沿逆时针方向偏转，直接将具有最大能量的带电粒子从真空室引出，通过调整提取膜的位置使引出的束流引导进入所确定的同位素生产靶系统，以一定的初始速度轰击靶体内填充的物质引发核反应，如图 11-1 所示。根据靶物质的不同，该系统在离子加速打靶后形成临床上所需要的氟-18（^{18}F）、碳-11（^{11}C）等放射性同位素。其中氟-18（^{18}F）是目前临床使用标记示踪剂最多的正电子放射性核素。

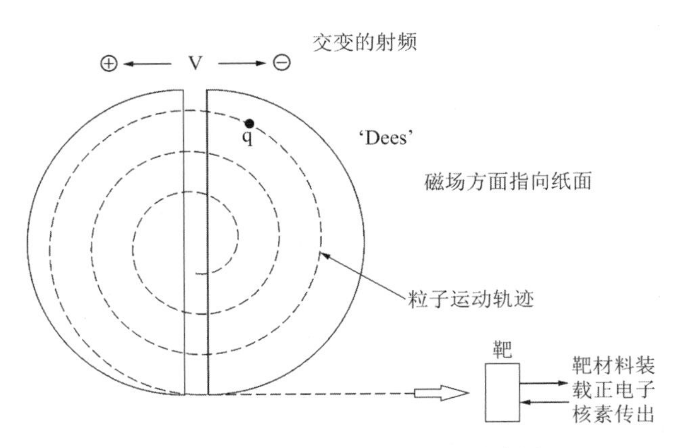

图 11-1 医用回旋加速器原理示意图

11.2.2　工作流程

回旋加速器可完成临床上所需要的氟-18（^{18}F）、碳-11（^{11}C）、氮-13（^{13}N）、氧-15（^{15}O）、铜-64（^{64}Cu）、镓-67（^{67}Ga）、锆-89（^{89}Zr）、碘-123（^{123}I）、碘-124（^{124}I）共 9 种放射性同位素制备。其中 ^{18}F 是目前临床使用标记示踪剂最多的正电子放射性核素。本部分以生产氟代脱氧葡萄糖（^{18}F-FDG）为例进行工作流程介绍。

1）药物制备

医院提前一天根据患者预定的药物数量，向回旋加速器控制室预定安排第二天的放射性药物生产量。回旋加速器运行期间，工作人员不进入加速器机房内，仅在加速器控制室内操作。回旋加速器在每次正式制备放射性同位素前均进行预处理。用水清洗靶并用纯氦吹干药物传递管道，然后注入靶物质，以一定的束流轰击一定时间（视所需制备量而定）后，将制备的核素通过专用防护管道系统，在氦气推动下输送至合成热室的药物合成柜内。氟-18（^{18}F）生产采用液体靶，制备核反应见式(11-1)。

$$P+^{18}O \longrightarrow n+^{18}F \tag{11-1}$$

生产前对回旋加速器进行调试，根据需要生产的放射性核素种类设置相应参数。

产污环节：回旋加速器在生产核素的同时伴随产生中子，成为瞬时辐射源，由于高能带电粒子直接轰击加速器有关部件导致有关原件被活化从而产生中子活化产物，中子在慢化吸收过程中产生高能射线和放射性废物，另外回旋加速器长期运行会产生废靶。加速器室内的空气受中子照射后生成放射性活化气体，主要有氮-13（^{13}N）、氧-15（^{15}O）以及氩-41（^{41}Ar）等感生放射性物质。回旋加速器在开机时会产生少量的非放射性有害气体，主要是臭氧和氮氧化物。

2）药物合成、分装

回旋加速器机房的核素离子生产完成后，通过氦气吹扫，通过专门的防护管道系统传输到合成热室内的合成柜中。回旋加速器与合成热室之间的管道通过埋深 350mm 地沟连通，地沟上方铺盖 75mm 铅砖。

核素药品的合成均采用计算机程序自动控制。核素药品合成完成后，进入合成柜的药物分装模块。药物在自动分装模块中将根据预先设计的程序，经高效除菌过滤膜过滤被收集在安瓿瓶中。安瓿瓶自动掉入专用的铅防护罐中，罐子的盖子为卡扣盖子，不易松动。合成过程均采用计算机程序全自动控制，无需人工干预。

产污环节：药物合成、分装过程中核素衰变发出正电子（β^+）射线以及因发生正电子湮灭而产生的伽马（γ）射线；合成分装模块内药物的挥发产生含放射性核素的废气。

3）药物质控

药物生产完成后，工作人员进入合成热室将合成分装模块内装有少量质控用药物的铅罐取出（每种药物均取 100μCi），并送至质控室（包含无菌室和阳性对照室）进行质量检验，质控室设通风橱，工作人员在通风橱内将待检药物注射器吸取微量抽检样品，检验药物的 pH 和形状，满足《药品管理法》和《放射性药品管理办法》等相关法律法规要求后，方可开展后续工作。

产污环节：药物质控过程中核素衰变发出正电子（β^+）射线以及因发生正电子湮灭而产生的伽马（γ）射线；操作过程中，可能会引起工作台、设备、墙壁、地面、工作服、手套等产生放射性沾污，造成放射性表面污染；发生药品泄漏后医务人员去污、应急洗消、场所清洗时可能产生少量放射性废水；通风橱内药物的挥发产生含放射性核素的废气；作业产生注射器、废棉签、试纸、口罩、手套等放射性固废。将质检剩余药物连同铅罐放置于废物间，放置衰变贮存 30 天或者超过十个半衰期后，作为医疗废物处理。

4）运输

PET 药物制备完成后，工作人员进入合成热室将合成分装模块内装有药物的铅罐取出，检测药物并使用长柄转运小推车将药物转运送至储源室。

5）工艺流程汇总

整个工作流程，均为计算机全自动控制，工作人员实时监控过程的执行情况，不参与操作；质控环节由工作人员在通风橱内操作，工作流程如图 11-2 所示。

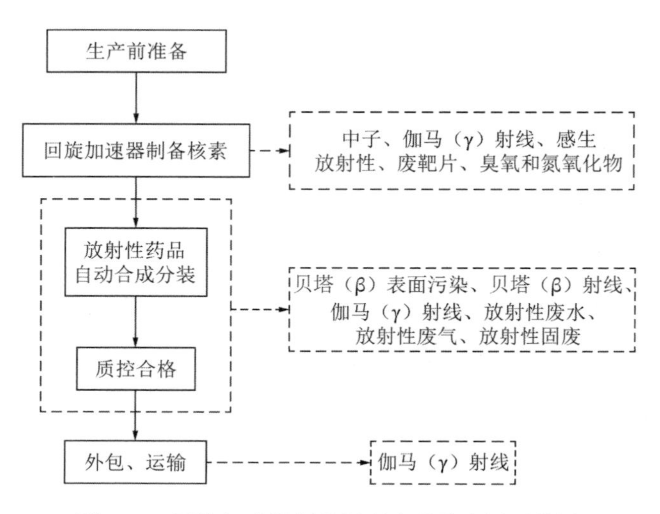

图 11-2　回旋加速器制药场所流程及产污环节图

11.3　秦山同位素产业园标准厂房一期工程案例分析

11.3.1　项目概述

秦山同位素产业园标准厂房一期，由海盐秦山核电产业共享开发有限公司开发建设，位于建设单位规划建设的海盐核技术应用（同位素）产业园区内部，是海盐核技术应用（同位素）产业园内部的中、低放射性同位素产业开发园区。海盐核技术应用（同位素）产业园区总用地面积约 902400m^2。按照与同位素相关的产业需求，南侧主要为同位素相关的 3 类工业，中部为 2 类工业及 2 类物流仓储，北部为 1 类工业，中心鸽山位置配套有公园、商业、商务等。

目前海盐核技术应用（同位素）产业园区内在建的项目有中核秦山同位素生产基地，规划建设五条同位素生产线，包括钴-60（^{60}Co）、碳-14（^{14}C）、镥-177（^{177}Lu）、碘-131（^{131}I）和锶-89（^{89}Sr）等同位素，于 2022 年 10 月 28 日正式开工建设。

11.3.2　平面布置

1. 工作选址

为确保秦山同位素产业园标准厂房一期内各核技术利用单位顺利开展相关工作，海盐秦山核电产业共享开发有限公司拟在秦山同位素产业园标准厂房一期地下一层建设园区配套辐射环保设施，建设 1 处放射性废物暂存库，2 处衰变池池体间，对园区内的放射性废物进行统一管理和处置。其中，回旋加速器制药场所位于 2 号厂房一层，所处区域相对孤立，满足核医学工作场所宜单独选址、集中建设，或设置在多层建筑物的底层一端的标准要求；避开了人群及人员密集区域，或人员流动性大的商业活动区域。

2. 平面布局

本项目分为制药工作区与质控工作区两部分。制药工作区包括回旋加速器机房、核素分离车间、锗镓发生器车间、正电子核素车间、UPS 电源等设施；质控工作区包括消毒灭菌车间、消毒液配制车间、包装车间、原辅料放置车间等设施。

核医学制药场所选址须充分考虑周围场所的安全，不得邻接商业门店、食堂等部门，做到相对独立布置或集中设置，且有单独出、入口，出口不得设置在大厅、咨询处等人群稠密区域。

1）核医学工作场所平面布局设计遵循如下原则：

（1）尽可能降低工作场所的外照射水平和污染发生的概率。

（2）保持影像设备工作场所内的辐射处于较低水平以避免辐射对影像质量的干扰。

（3）在核医学诊疗工作区域，控制区的入口和出口应设置门锁权限控制和单向门等安全措施，限制人员的随意流动，保证工作场所内的工作人员和公众免受不必要的照射。

（4）在分装和给药室的出口处应设计卫生通道，供进行污染检测使用。

2）核医学工作场所从功能设置可分为诊断工作场所和治疗工作场所。其功能设置要求如下：

（1）对于单一的诊断工作场所应设置给药前患者或受检者候诊区、放射性药物贮存室、分装给药室（可含质控室）、给药后患者或受检者候诊室（根据放射性核素防护特性分别设置）、质控（样品测量）室、控制室、机房、给药后患者或受检者卫生间和放射性废物储藏室等设施。

（2）对于单一的治疗工作场所应设置放射性药物贮存室、分装及药物准备室、给药室、病房（使用非密封源治疗患者）或给药后留观区、给药后患者专用卫生间、值班室和放置急救设施的区域等设施。

（3）诊断工作场所和治疗工作场所都需要设置清洁用品储存场所、员工休息室、护士站、更衣室、卫生间、去污淋浴间、抢救室或抢救功能区等设施。

（4）对于综合性的核医学工作场所，部分通用设施可以共同利用。

（5）正电子药物制备工作场所至少应包括回旋加速器机房工作区、药物制备区、药物分装区及质控区等。

3）核医学工作场所的布局应有助于开展工作，避免无关人员通过。治疗区域和诊断区域应相对分开布置。根据使用放射性药物的种类、形态、特性和活度，确定核医学治疗区（病房）的位置及其放射防护要求，给药室应靠近病房，尽量减少放射性药物、服药后患者或受检者通过非放射性区域。

4）应通过工作场所平面布局设计和屏蔽手段，避免附近的辐射源（核医学周边场所内的辐射装置、服药后患者或受检者）对诊断区设备成像、功能检测的影响。

5）正电子药物制备场所，应按相关的药物生产管理规定，合理规划工作流程，使放射性物质的传输运送效率最高，减少对工作人员的照射。回旋加速器室、药物制备室及分装区域的设置应便于放射性核素及药物的传输，并且便于放射性药物从分装热室至注射室间的运送。

3. 回旋加速器核素制备工作场所分区

1）分区依据和原则

为了便于加强管理，切实做好辐射安全防护工作，按照《电离辐射防护与辐射源安全基本标准》GB 18871—2002 的要求，在辐射工作场所内划出控制区和监督区，在项目运营期间采取分区管理措施。

（1）控制区

在正常工作情况下控制正常照射或防止污染扩散，以及在一定程度上预防或限制潜在照射，要求或可能要求制订专门的防护手段和安全措施。在控制区的进出口及其他适当位置处须设立醒目的警告标志，并标出相应的辐射水平和污染水平指示。运用行政管理程序（如进入控制区的工作许可证）和实体屏蔽（包括门锁和安全联锁装置）限制进出控制区，并定期审查控制区的实际状况，确认是否需要改变该区的防护手段或安全措施，或是更改该区的边界。

（2）监督区

在正常情况下不需要采取专门防护手段或安全措施，但需要经常对职业照射条件进行监督和评价的区域。在监督区入口处的合适位置须设立标明监督区的标牌；并定期审查该区的条件，确认是否需要采取防护措施和做出安全规定，或是否需要更改监督区的边界。

2）项目分区管理情况

根据《电离辐射防护与辐射源安全基本标准》GB 18871—2002，项目控制区和监督区划分详见表 11-1。

表 11-1　回旋加速器机房控制区和监督区划分

工作场所		控制区	监督区
制药区域	1 号、2 号加速器机房	回旋加速器机房、核素分离车间、锗镓发生器车间、正电子核素车间	控制室、水冷机房、消毒灭菌、消毒液配制、包装、原辅料空间等区域

4. 回旋加速器核素制备场所人员物流路径

通过合理规划人员物流路径控制辐射源（放射性药物、放射性废物、核素分装人员、设备控制人员）的活动，放射性药物与放射性废物不交叉，核素分装人员与设备控制人员不交叉，控制区与监督区不交叉，监督区与非控制区不交叉。合理设置放射性物质运输通道，便于放射性药物、放射性废物的运送和处理；便于放射性污染的清理、清洗等工作的开展。

1）工作人员路径

回旋加速器控制室工作人员沿北侧和西侧操作走廊进入控制室，工作结束后原路返回。

合成热室工作人员沿北侧入口经卫生通过间进入合成热室，工作结束后原路返回。质控室工作人员沿北侧入口，经卫生通过间进入质控室，工作结束后原路返回。

2）放射性药物路径

加速器生产出的放射性核素通过地下管道直接传输至合成热室内的模块箱中，进行后续自动合成及分装。制备完成的药物自动放置于铅当量为 50mmPb 的铅罐内，再由工作人员从模块箱内取出，再通过传递窗转运至外包间进行封闭包装、贴标签等后续工作。包装完成后沿着南侧药物运输通道将药物运输至质控室。

3）污物路径

质控过程中产生的放射性固体废物放入质控室内的放射性废物铅桶内，每天下班前将当天产生的放射性废物及时转移至废物间内，暂存于废物衰变箱内衰变。所含核素半衰期小于 24 小时的放射性固体废物暂存时间须大于 30 天，所含核素半衰期大于 24 小时的放射性固体废物暂存时间须大于核素最长半衰期的 10 倍，经监测符合清洁解控水平后，转移至地下一层废物库集中收集后按照医疗废物处置。

11.3.3 设备技术参数

1. 核素制备场所污染源项分析

加速器制药过程中产生的污染因子主要包括放射性核素生产过程中产生的中子、伽马（γ）射线和贝塔（β）表面污染，含放射性核素的气态、液态和固态废物，以及少量的臭氧及氮氧化物。根据工艺流程，具体分析污染物和污染途径如下。

1）贯穿辐射

回旋加速器在制备药物过程中，高速质子与靶物质作用伴随产生中子，中子与靶、部件、屏蔽体等物质相互作用会放出伽马（γ）射线，中子和伽马（γ）射线具有较强的穿透力，如果屏蔽不当则会穿过屏蔽墙、防护门、屋顶等对工作人员和公众产生一定辐射危害。在进行药物合成分装、交接、传输等操作时，核素衰变时会发出正电子（β^+）射线以及因正电子湮灭产生的伽马（γ）射线，正电子（β^+）的最大能量为 1.190MeV，正电子（β^+）在空气中存在时间极短，极易与空气的电子结合（湮灭）而转化为两个伽马（γ）射线光子（能量为 0.511MeV）。核素制备、合成分装均为自动控制，以上过程中工作人员在加速器控制室进行监控，受到的辐射影响较小，贯穿辐射主要来自质控及传递运输放射性同位素药物过程中。制药区无公众进入，加速器运行及在药物转运过程中周围公众活动量很小，对公众造成影响的可能性较小。

2）空气活化产物

粒子与稳定的非放射性核素作用发生核反应，生成放射性的核素，称该非放射性核素被活化。活化产物决定因素主要包括：中子发生率和能量、空气的组成、核反应截面、粒子在空气中的行径（自靶点至墙内表面的距离）。加速器在运行期间，中子活化空气产生的活化产物主要为：氮-13（^{13}N）、氧-15（^{15}O）、氩-41（^{41}Ar）。

根据《辐射防护手册》（第三分册）P116 表 4.12，这些核素均为贝塔（β）、伽马（γ）衰变体，其中氮-13（^{13}N）、氧-15（^{15}O）半衰期很短，在很短时间内即可发生衰变，故可不予考虑。主要考虑氩-41（^{41}Ar）的影响，由于空气中可以生成氩-41（^{41}Ar）的氩含量仅为 1.3%，加上产生氩-41（^{41}Ar）的活化反应截面很小，因此氩-41（^{41}Ar）的生成率极其微小。

3）表面污染

工作人员在进行含有放射性核素制剂的各种操作时，可能会引起工作台、设备、墙壁、地面、工作服、手套等发生放射性沾污，造成放射性表面污染。

4）放射性废物

（1）放射性废气

回旋加速器药物生产核素过程中伴随产生的中子活化产物，例如氧-15（^{15}O）（T1/2 = 2.03min）、氮-13（^{13}N）（T1/2 = 9.97min）、氩-41（^{41}Ar）（T1/2 = 1.82h）。合成、分装、质控的过程在密闭系统中进行的，会产生微量废气。

（2）放射性废水

核素制备场所回旋加速器制备放射性核素的过程在密闭系统中进行，回旋加速器的水冷系统使用循环水，冷却水不外排不产生废水。其他场所的核素质控等操作简单且核素用量微量，主要放射污染源为放射性药品操作过程中去污废水。

（3）放射性固废

回旋加速器固体靶片可重复使用，在意外损坏需要更换时，换下的废靶片须按固体放射性废物处理，在回旋加速器机房铅桶内暂存至其放射性比活度低于相应核素的解控水平，经监测其表面辐射剂量率水平符合清洁解控水平，由设备厂商回收。进行合成分装、质控等操作时，产生的操作手套、口罩、棉签、滤纸、清洁去污时用过的抹布等含短半衰期核素的废物，年产生量约为 50kg，须放置于废物间铅箱内，衰变贮存 30 天或者超过 10 个半衰期后，作为医疗废物处理。质检剩余药物、过量药物以及质检不合格药物须连同铅罐放置于废物间，衰变贮存 30 天或者超过 10 个半衰期后，作为医疗废物处理。

5）非放射性污染物

本项目废气为电离辐射产生的臭氧（O_3）、氮氧化物（NO_x）等废气；本项目废水为工作人员产生少量的生活污水；本项目的固体废物，主要为工作人员产生的办公垃圾；本项目噪声主要设备运行过程中产生的噪声以及排风系统风机产生的噪声。

2. 核素制备场所非正常工况污染源项分析

主要考虑电离辐射损伤、放射性药物失控对环境及公众的影响。

1）核医学科核素制备场所可能发生的事故

（1）在防护门关闭后，如果有人员误入、滞留在加速器室内或安全联锁系统失效，运行加速器可能造成误照射。

（2）因回旋加速器装置失灵、损坏、调试和操作失误等突发事件，造成放射性核素或药物因意外停留在传输管道中，导致生产放射性核素的程中盛放靶核素氧-18（^{18}O）的管道破裂，合成系统管道堵塞或泄漏等情况，可能造成工作人员误照射或放射性核素污染相关工作场所。

（3）药物铅罐在人工搬运或运输过程中，由于药物洒落、泄漏，对工作人员甚至公众造成辐射影响。

2）核医学科其余核素使用场所可能发生的事故

（1）机房安全联锁装置发生故障时，设备正在运行时人员误入造成误照射。

（2）核素和放射源发生丢失、被盗或操作使用过程中发生意外洒漏时，会对周围环境及人员造成辐射影响。

（3）放射性废气：高效过滤器＋活性炭吸附二级处理设施处理效率降低或失效造成放射性废气未经处理直接排放，可能对环境造成污染和对公众造成危害。

3. 防辐射设计

回旋加速器设备机房屏蔽设计及防护门设计详见表 11-2、表 11-3。

表 11-2　回旋加速器机房屏蔽设计参数

机房名称	1 号回旋加速器机房	2 号回旋加速器机房
防护材料	混凝土（密度 ≥ 2.35g/cm³）	混凝土（密度 ≥ 2.35g/cm³）
东墙	主屏蔽 2500mm 混凝土	主屏蔽 2500mm 混凝土
南墙	主屏蔽 2500mm 混凝土，次屏蔽 600mm 混凝土	主屏蔽 2500mm 混凝土，次屏蔽 600mm 混凝土
西墙	主屏蔽 2500mm 混凝土	主屏蔽 2500mm 混凝土
北墙	主屏蔽 2500mm 混凝土，次屏蔽 600mm 混凝土	主屏蔽 2500mm 混凝土，次屏蔽 600mm 混凝土
顶棚	主屏蔽 2500mm 混凝土	主屏蔽 2500mm 混凝土
地面	2000mm 混凝土＋600mm 轻质混凝土回填	2000mm 混凝土＋600mm 轻质混凝土回填

表 11-3　回旋加速器机房防护门设计参数

机房名称	1 号回旋加速器机房（一层）	2 号回旋加速器机房（一层）
门窗名称	电控混凝土防护门	电控混凝土防护门
门窗型号	RMDc15-1623	RMDc15-1623
墙体留洞尺寸（mm）	160 × 2300	1600 × 2300
铅当量（mmPb）	15	15
单位	套	套
数量	1	1
专用防护套	镀锌钢板喷涂	镀锌钢板喷涂

11.3.4　重难点及对策措施

1. 报批重难点及对策措施

1）重难点分析

根据《中华人民共和国环境保护法》《中华人民共和国环境影响评价法》和《放射性同位素与射线装置安全和防护条例》的规定，本项目在实施前须进行环境影响评价。根据《建设项目环境影响评价分类管理名录》（2021 年版），本项目属于“五十五、核与辐射”中“172、核技术利用建设项目—使用Ⅱ类射线装置”，环境影响评价类别应为环境影响报告表。

遵照《中华人民共和国职业病防治法》及有关法律、法规要求，本项目需要进行职业病危害放射防护预评价和防护设施设计，因此建设单位需要委托第三方编制放射诊疗建设项目职业病危害放射防护预评价报告表，项目竣工后，需要进行控制效果评价。建设单位应该在建设项目规划设计期间、建设前完成防护设施设计、辐射环境影响评价及职业病危害放射防护预评价。

2）对策措施

优选有资质的第三方检测评价公司，通过其专业的评价技术出具符合“辐射实践正当性、辐射防护最优化、个人剂量限值”三原则的报告表。项目竣工后，通过卫生、环保行政部门的审批后，帮助建设单位取得《放射诊疗许可证》《辐射安全许可证》。

2. 屏蔽防护专项设计重难点及对策措施

1）重难点分析

（1）医用回旋加速器机房属于核医学制药范畴。制药角度，洁净度要求很高，制药区域需要按照良好生产规范（GMP）要求设计。核医学设计角度，需要满足三区两通道的要求，分区设计，洁污不交叉。结构上，回旋加速器设备荷载大，涉及的穿墙管道多。屏蔽角度，回旋加速器产生的辐射源有中子与物质作用、正电子湮灭发生的伽马（γ）射线、活化产物（感生放射性）发射的伽马（γ）射线。

（2）回旋加速器机房屏蔽防护措施主要包括：屏蔽防护门以及穿墙机电管线防护两部分。防护材料位于土建基层及面层装修材料之间，屏蔽防护专项与土建专业、装修专业间存在很多交叉界面，容易重复或遗漏。

（3）屏蔽防护作为独立的医疗专项，设计可由建设单位直接分包，此情况下，专项设计单位与主体设计单位之间无合作关系，设计信息不对等，易出现主体设计单位图纸不满足专项设计要求，或双方图纸对不上的问题。

2）对策措施

（1）屏蔽门主要以屏蔽为主，一般X射线和伽马（γ）射线采用碳钢板、铅板和混凝土作为屏蔽体，中子射线一般采用含硼聚乙烯板、石腊板和水作为屏蔽体。钢结构门主要以封闭为主，一般采用方管、型钢作为主要框架。屏蔽门须满足洞口屏蔽层厚度的设计需求；而钢结构门大多以框架式结构为主，非实心结构，洞口中间无法满足屏蔽要求。屏蔽门在关闭状态下与周围墙体单边搭接宽度为200mm，确保射线的屏蔽效果。单扇实体钢屏蔽推拉门，以电动方式启动、关闭。门主要由挑梁、上轨道、上导轮、门扇、行走轮、下轨道、驱动装置、密封系统以及控制系统等组成。

（2）安装前应考虑运输以及现场吊装问题，通过深化设计采用上下分体式结构设计，拼接位置设置多层企口结构形式，既能够满足设计的屏蔽需求，又能够提高结构的稳定性。采用分体制作、分体安装、企口缝满焊、连接板采用高强螺栓固定的施工方法。

（3）在屏蔽防护专项设计前，尽量将设计界面与施工界面同步，明确设计界面，便于招标与施工组织。界面设计需详细，除了区域大界面外，例如室内开关、灯具、门框、窗框等细部界面更易缺漏；在结构施工前，须完成屏蔽防护施工单位的招标，并配合完成机电管线预埋等与其他单位交叉作业部分，避免因专项单位到位不及时，导致施工进度滞后或返工；在各标段招标文件中明确标明与其他标段之间施工期间需无条件配合，在招标文件中预留体现有利管理手段的相关条款。

（4）方案阶段请专项单位共同参与讨论，保证方案设计满足专项要求。设计过程中的调整通过会议或线上沟通等形式，及时与专项单位确认可行性。在出图前，由专项单位和主体设计单位共同进行确认。

3. 辐射防护专项工程重难点及对策措施

1）重难点分析

回旋加速器设备用房的屏蔽门平均重量约为5t，包含门框屏蔽构造、导轨设置、驱动装置、紧急装置、保护系统及其他五金配置等。重型辐射屏蔽门需兼具对中子及伽马（γ）射线的屏蔽功能，同时需尽可能避免屏蔽后门体材料的活化风险。因此，屏蔽门的制作技术要求高、运输路径长、现场安装难度大。

综上所述，穿墙屏蔽构件及重型辐射屏蔽门的安装是辐射防护专项工程重难点。

2）对策措施

（1）辐射防护专项工程穿墙屏蔽构件及重型辐射门的选材、施工工艺与屏蔽防护专项设计对策措施一致。

（2）施工工艺流程

复核洞口尺寸→下轨道安装→上轨道安装→下门扇吊装→上门扇吊装→企口缝双面满焊磨平→内连接板安装→外连接板安装→安装齿条→电机安装→控制系统安装→防撞装置安装→调试→清理并涂刷漆→验收。

4. 施工管理重难点及对策措施

1）重难点分析

本项目涉及大体积混凝土超厚墙板、顶板的一次成型浇筑及高大支模的搭设，危险源多、安全要求高、施工难度大。站在屏蔽防护角度，要求土建单位需要严格控制水化热产生的内部缝隙，避免影响屏蔽效果。由于加速器室、靶站、中子实验室、诊疗间等区域墙、板厚度大，应按大体积混凝土考虑。大体积混凝土由于截面尺寸较大，表面系数比较小，水泥水化热释放比较集中，在混凝土硬化期间水泥水化过程中释放出的水化热所产生的温度变化、混凝土收缩以及外界约束条件的共同作用，而产生温度应力和收缩应力，导致大体积混凝土产生裂缝，影响结构安全和正常使用。因此必须从根本上进行分析，并采取有针对性的措施来保证施工质量。

2）对策措施

（1）超大超厚混凝土支模体系控制

① 支模体系材料规格与品质要求

支模体系材料规格与品质要求详见表 11-4。

表 11-4　模板支撑体系的所用材料、规格与品质要求

序号	材料名称	规格	材质要求	备注
1	双面覆膜板	15mm	满足 GB/T 17656—2018《混凝土模板用胶合板》规定	
2	方钢管	40 × 40 × 3.0mm	不得有严重锈蚀、弯曲、压扁及裂纹	
3	木方	40 × 70mm	含水率 ≤ 25%	

续表

序号	材料名称	规格	材质要求	备注
4	盘扣立杆	48 × 3.25mm	Q355 钢，不得有严重锈蚀、弯曲、压扁及裂纹	
5	盘扣横杆	48 × 2.5mm	Q235 钢，不得有严重锈蚀、弯曲、压扁及裂纹	
6	可调托撑	$\phi 38$	不得有严重锈蚀、弯曲、压扁及裂纹	
7	可调底座	$\phi 38$	不得有严重锈蚀、弯曲、压扁及裂纹	
8	钢管	48.3 × 3mm	不得有严重锈蚀、弯曲、压扁及裂纹	
9	扣件	$\phi 48.3$	直角、转向、对接	

盘扣立杆、盘扣横杆、斜杆、U 形托、木方、多层板等均按照材料的现行国家标准、质量标准、相关材料质量的具体要求，按照进场外观检测及复试的具体要求，对多层板、支架杆件和连接件的力学性能进行抽样检查，合格后方可使用。U 形托丝杆外露长度不得大于 350mm。

②模架体系设计与构造措施

模架体系设计与构造措施详见表 11-5 至表 11-7。

表 11-5　模架体系设计

序号	部位	项目	材料选择
1	顶板底模	面板	15mm 厚双面覆膜板
		次龙骨	40 × 40 × 3.0mm 方钢管、40 × 70 木方
		主龙骨	48.3 × 3.0mm 钢管，双钢管
		支撑架	盘扣式脚手架
2	墙侧模	面板	15mm 厚双面覆膜板
		次龙骨	40 × 40 × 3.0mm 方钢管、40 × 70 木方
		主龙骨	48.3 × 3.0mm 钢管，双钢管
		穿墙螺杆	M18 对拉螺杆

表 11-6　墙支撑体系构造措施

墙厚	墙高	穿墙螺杆	次龙骨	主龙骨
2m、2.5m	6.6m	M18@300	40mm × 40mm × 3.0mm 方钢管@150	48.3mm × 3mm 双钢管主龙骨@300

表 11-7　顶板支撑体系构造措施

板厚	层高	支撑体系	次龙骨	主龙骨	立杆间距	步距
2.5m	4.1m（局部集水坑位置 5.0m）	盘扣架	40mm × 40mm × 3.0mm 方钢管@150	48.3mm × 3mm 双钢管主龙骨@300	300mm × 300mm	步距 1500mm 顶层步距 1000mm

支撑架立杆遇筏板集水坑位置搭设要求：

a. 集水坑深度 0.9m，立杆从集水坑底部往上搭设。

b. 集水坑内部立杆步距为 500mm，设置两道水平杆连接，出集水坑之后按照支撑体系构造要求设置水平杆，回旋加速器顶板支撑架如图 11-3、图 11-4 所示。

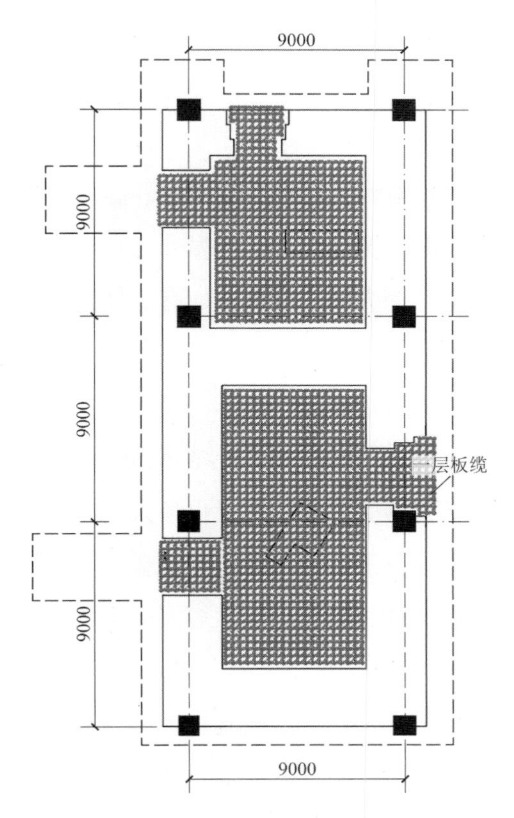

图 11-3　回旋加速器顶板支撑架平面布杆图（单位：mm）

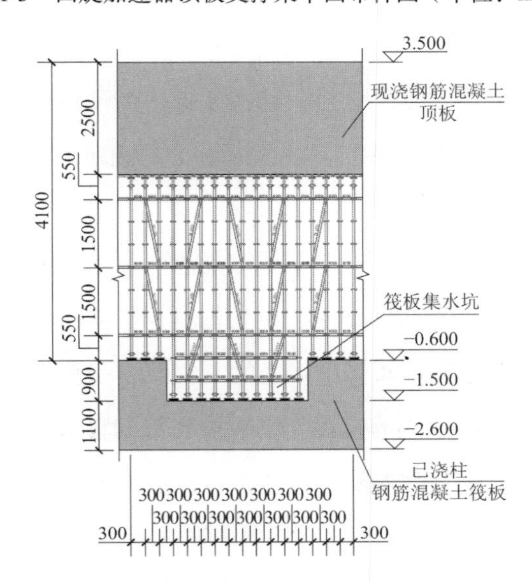

图 11-4　回旋加速器顶板支撑架剖面图（单位：mm；标高单位：m）

（2）混凝土配合比设计

混凝土配合比设计选用低流态混凝土，掺粉煤灰、高效减水剂、微膨胀剂等材料，尽量减少单位水泥用量，降低水化热。本项目混凝土配比为水泥 240kg，矿粉 86kg，粉煤灰 54kg，硫酸钡 2300kg，铁矿砂 550kg（铁矿砂含铁量 55%），水 160kg，硬硼钙石 30kg（B_2O_3 含量 50.81%）。

（3）温控设计

因施工期间外界气温适中，有利于减小混凝土内外温差，控制温度应力，避免出现裂缝。由于混凝土的最高温升是浇筑温度和水化热温升之和，因此，除做好配合比设计、降低单位水化热外，还应从以下几个方面采取措施，有效降低混凝土浇筑温度，实现混凝土的温度控制：

①要求混凝土公司用冷水拌合混凝土。

②降低骨料初始温度，在骨料仓和进料斗上空搭设防晒棚，避免骨料受阳光直射。

③因石子在混凝土中的用量最大，其热容量也最大，综合考虑骨料含水量控制和技术可行性等其他因素，采用冷水对石子进行喷淋预冷处理。

④尽量减少混凝土运输距离和中转次数，缩短混凝土从出机口到入仓的时间间隔，减少温度回升。

⑤浇筑完成后，及时采取蓄热保温保湿措施，降低混凝土表面温度、减少混凝土表面水分蒸发，从而降低混凝土内外温差、避免干缩裂缝的形成。

（4）施工工艺控制

①混凝土的浇筑工艺

混凝土的浇筑工艺，采用“水平分层，接搓复振，循环浇筑，退打合拢”的方法：

a. 混凝土的浇筑采取分段分层浇筑。墙体混凝土的浇筑分成两段，从一点开始浇筑向两边展开，分层循环。

b. 控制混凝土在浇筑过程中均匀上升，避免混凝土拌合物堆积产生过大高差。

c. 插入式振动器振捣应快插慢拔，插点应均匀排列，逐点移动，顺序进行，均匀振实，不得遗漏，移动间距不应大于振捣棒作用半径的 1.5 倍，一般为 30～40cm。振捣上一层时应插入下层 50mm，以消除两层间的接茬。平板振动器的移动距离，应能保证振动器的平板覆盖已振实部分的边缘；上、下两层的混凝土浇筑的时间间隔控制在 2h 内。

d. 混凝土的振捣时间控制在 20s 左右，至混凝土表面泛浆，并且在 50min 后对其二次复振。即在循环浇筑上层混凝土前，对下层混凝土进行二次复振，以提高混凝土的密实性。

e. 浇灌混凝土时应注意保护钢筋位置，随时检查模板是否变形移位，螺栓、拉线是否松动、脱落或出现胀模、漏浆等现象，并设专人负责检查、整修。

②表面处理

混凝土浇筑到设计标高后，应在初凝前及时收水找平，滚筒滚压，赶走多余浮浆，用木抹抹平压实，在混凝土初凝后终凝前进行最后抹光，确保表面密实平整。

③养护

先在混凝土表面铺一层塑料薄膜加盖一层湿草袋进行保湿养护。然后在顶板周边砌筑三皮实心机制砖，待砌筑砂浆有强度后放水进行蓄水养护，蓄水深度 150mm。墙体混凝土浇筑完毕后，模板不要拆除，采用在模板上挂湿麻袋和采用直径 25 管制作喷淋系统的方法保湿养护。加速器内部墙体，由于架体较密，人员不能进入，采取在直线加速器周边砌筑 1m 高挡水池，内部灌满水 500～800mm 深的水，保证室内空气的湿度。并派专人养护，养护时间不少于 14d。

（5）混凝土温度的监测

①为了防止加速器射线外泄，墙、板内不能留孔洞，因此采用电子测温法进行温度监测，即用标准测温线与测温仪进行温度测试。此次电子测温由本项目技术负责人负责进行，测温仪为 JDC-2 型建筑电子测温仪，测温精度为 0.5℃，测温线精度为 0.3℃。

②墙体、顶板测温点位的布置

1200mm 厚度的不同墙体各设置 3～4 个测温点，每个测温点从表面到底部设置 4 个测温点。

③测温时间

在混凝土浇筑完成可上人后（一般为混凝土浇筑后 12h）开始采集数据进行监控。在混凝土升温过程中每次测温间隔不超过 4～6h，在混凝土降温过程中每次测温间隔不超过 8h。当中心温度接近峰值或混凝土内部温差过大时，应根据实际需要增加测温频率。测温过程一直持续至混凝土达到恒定安全温度，即混凝土表面温度与环境温差不大于 20℃，混凝土内部温度与表面温差不大于 25℃。

（6）施工缝控制

为保证混凝土的抗辐射效果，本工程墙体和顶板采用一次性整体浇筑，不留置施工缝，只在基础筏板与墙体之间留设水平施工缝，该水平施工缝如图 11-5 所示。

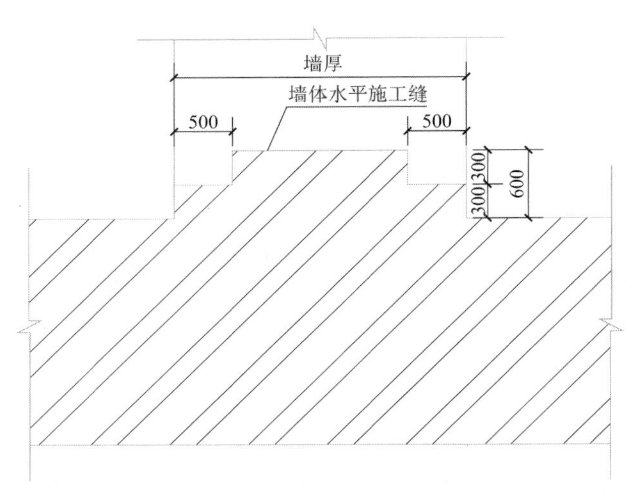

图 11-5　水平施工缝（单位：mm）

第12章　硼中子俘获治疗设备机房案例分析

本章结合重点医院工程项目，针对硼中子俘获治疗设备用房开展工程案例分析，对项目全过程管控中所涉及报批报建、屏蔽防护专项设计、设计管理、施工管控等阶段重难点问题及对策措施进行提炼总结，形成有针对性的解决方案，为后续其他医院工程项目的大型医疗设备用房的建造提供参考。

12.1　硼中子俘获治疗设备概述

1. 硼中子俘获治疗及其基本流程

硼中子俘获治疗（Boron Neutron Capture Therapy，简称 BNCT）是近年来国际肿瘤治疗领域新兴快速发展的精准诊疗技术，被日本医学界称为继手术、传统放疗、抗癌药物、免疫治疗之后的“第五疗法”，针对复发性、浸润性、局部转移肿瘤的治疗具有突出临床优势，已通过全球大量临床病例证明其在复发性头颈癌、恶性脑瘤、黑色素皮肤癌、骨肉瘤、乳癌等多种实体肿瘤上有显著、可靠的疗效。

BNCT 的治疗原理是先将硼-10（^{10}B）化合物（BPA）注入人体，含硼-10（^{10}B）化合物选择性富集于肿瘤细胞内。选择硼-10（^{10}B）是因为它与肿瘤有特异性亲和力，对热中子的俘获截面远高于碳（C）、氢（H）、氧（O）、氮（N）等元素，且原子结构稳定、无毒性、自然界同位素丰度高。热中子照射肿瘤区域时，肿瘤细胞内的硼-10（^{10}B）可俘获大量的热中子，俘获核进入激发态，激发态核衰变释放能量，产生高传能线密度（linear energy transfer，LET）的阿尔法（α）粒子（^{4}He）和反冲锂核（^{7}Li）并释放能量，如图 12-1 所示，热中子和硼-10（^{10}B）的反应见式(12-1)。

$$10B + n \longrightarrow {}^{4}He + 7Li \tag{12-1}$$

α 粒子和反冲锂核的射程分别约为 9μm 和 4μm，与肿瘤细胞的尺度相近（细胞直径约 10μm），因此杀伤作用仅限于肿瘤细胞及邻近的细胞，可在破坏肿瘤细胞的同时几乎不影响正常细胞。（BNCT 的治疗流程如图 12-2 所示）。

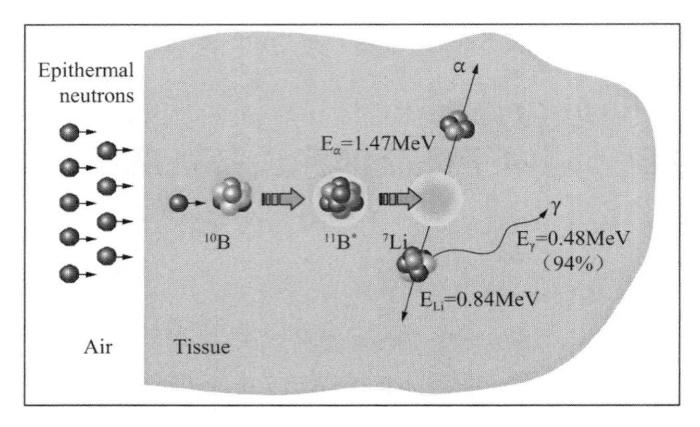

图 12-1　BNCT 治疗原理图

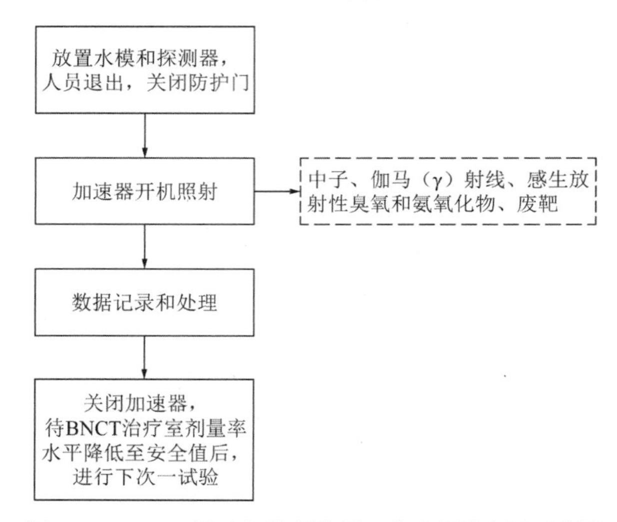

图 12-2　BNCT 治疗与诊断装置工艺流程及产污环节图

2. BNCT 设备组成

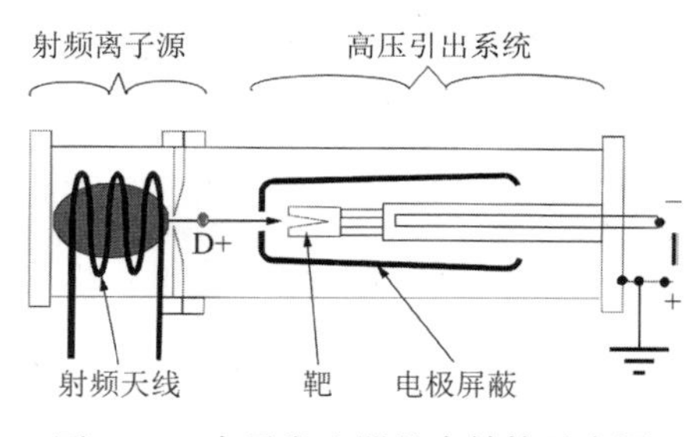

图 12-3　中子发生器基本结构示意图

BNCT 加速器设备包括质子源、低能传输线、射频四极加速器、高能传输线，如图 12-3 所示。

（1）质子源提供加速器系统所需要的质子束流，经 35kV 高压引出经过低能传输线。质子源输出能量为 35keV、输出流强 30mA，束流空气占比为 80%，离子源的能量、束流强度及占空比均满足 BNCT 装置的运行要求。

（2）低能传输线（LEBT）：低能传输线主要作用是将离子源引出束流传输并匹配到高频四极场（RFQ）加速器，低能传输线包括两台螺线管磁铁、两台导向磁铁、三个真空腔、一个插板阀、两个 CT、两台分子泵。

（3）RFQ 加速器：RFQ 加速结构是一种利用高频四极电场同时实现横向聚焦和纵向加速的加速结构，由于电场的库仑力与带电粒子的速度无关，使其特别适合于加速低能离子，而且可直接连接在离子源后使用。射频四极加速器包括四个轴中心对称的电极，由于高频功率的激励而产出交变电四极场，从而提供连续的横向聚焦力；同时电极在纵向受到周期性的调制，从而产生纵向电场分量，使得粒子受到准绝热聚束的同时得到加速。经过射频四极加速器加速，射频四极加速器出口处质子能量达到 2.8Mev，之后经过高能传输线。

（4）高能传输线（HEBT）：高能传输线位于 RFQ 加速器与靶站之间的高能束流传输线，包括一台二级偏转磁铁、二级偏转磁铁前三台四极磁铁、一台导向磁铁、二极磁铁后每条传输线有三台四极磁铁、一台八级磁铁、一台导向磁铁。

12.2 硼中子俘获治疗设备工作原理及流程

12.2.1 工作原理

BNCT 装置主要由质子源、低能传输线、射频四极加速器、高能传输线组成，通过质子加速器室内加速器加速质子，最大能量为 2.8MeV 质子撞击靶站中的锂靶后产生快中子，质子打靶后中子产额为 2.53×10^{13}n/s，快中子经过慢化和束流整形后进入治疗室，束流整形出口处中子总强度小于 3.43×10^{11}n/s，中子通量为 1.2E + 09n/cm^2 · s，在治疗室内中子富集在人体癌变部位的硼-10（^{10}B）原子发生反应，产生阿尔法（α）粒子和反冲锂核（^{7}Li）粒子作为重离子对癌细胞起到杀伤作用，如图 12-4 所示。

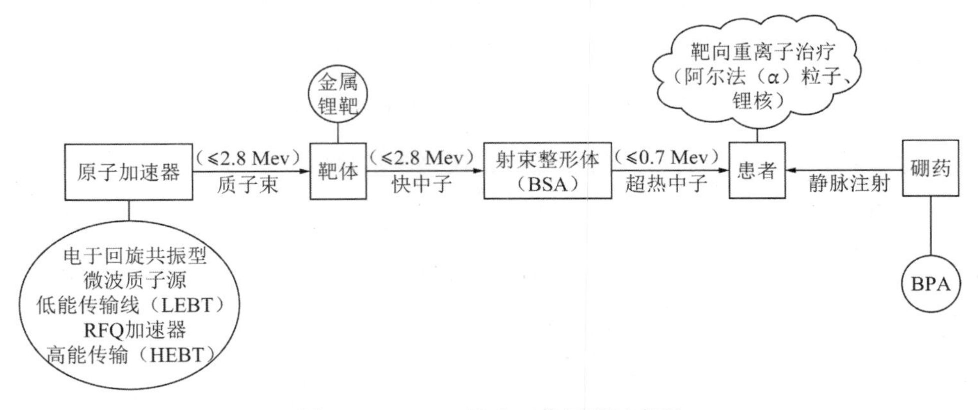

图 12-4 BNCT 治疗工作原理示意图

12.2.2 工作流程

（1）病人将前期的治疗和诊断结果发送给医院，经专家评定后方可进行 BNCT 治疗。

（2）进行中子俘获治疗前，医生向病人告知可能受到的辐射危害以及可能出现的副作用。

（3）病人入院进行硼药富集筛查，对病人注射氟-18 标记的氟代脱氧葡萄糖（^{8}F-BPA），使用 PET-CT 对病人进行成像，得到 BNCT 治疗前含硼-10（^{10}B）化合物的浓度分布图像，用于确定肿瘤组织和正常组织硼浓度（或肿瘤组织与血液硼浓度）的比值，对病人硼药富集性验证，并进行准确定位和体表标记。

（4）根据定位和肿瘤分布开展治疗计划分析，并制定病人的治疗方案，确定照射位置、剂量、治疗时间等。

（5）根据病人体型预制固定支架用于治疗时的固定。

（6）硼中子辐照治疗前，病人首先进入注射室注射硼药，根据拟治疗时间提前 2h 开始注射硼药。注射硼药后在注射室等候约 90min 后硼药后进入准备室进行预摆位、非照射部位的防护、固定和位置确认。

（7）进入相应治疗室通过机械臂进行摆位或者进入治疗室进行人工摆位，两种方式摆位时间均不超过十分钟，待摆位完成后，除病人外全部人员离开治疗室，并将治疗室屏蔽门关闭和安全联锁开启。

（8）根据治疗方案，在控制室确认摆位后，通过控制系统设置照射参数等，进入加速器出束模式开始治疗，并实施监视引出口剂量水平，直到治疗结束。

（9）达到预定时间或者剂量后质子束流结束，完成照射，BNCT 治疗结束。

（10）治疗室完成照射后在短时间存在一定的残余剂量，需要结合不同的摆位方式使病人离开治疗室。如采用机械臂方式进行摆位，在完成治疗后，通过机械臂将患者从治疗口移开，并关闭屏蔽屏风。打开治疗室屏蔽门，医护人员将患者转移至观察室。如采用人工方式摆位，在束流关闭后 5～10 分钟后打开屏蔽门，医护人员进入治疗室将患者从治疗头挪开，关闭屏蔽屏风，并将患者转移至观察室。

（11）患者进入观察室后继续观察 2～3 小时后，转移至病房继续观察。

治疗工作流程如图 12-5 所示。

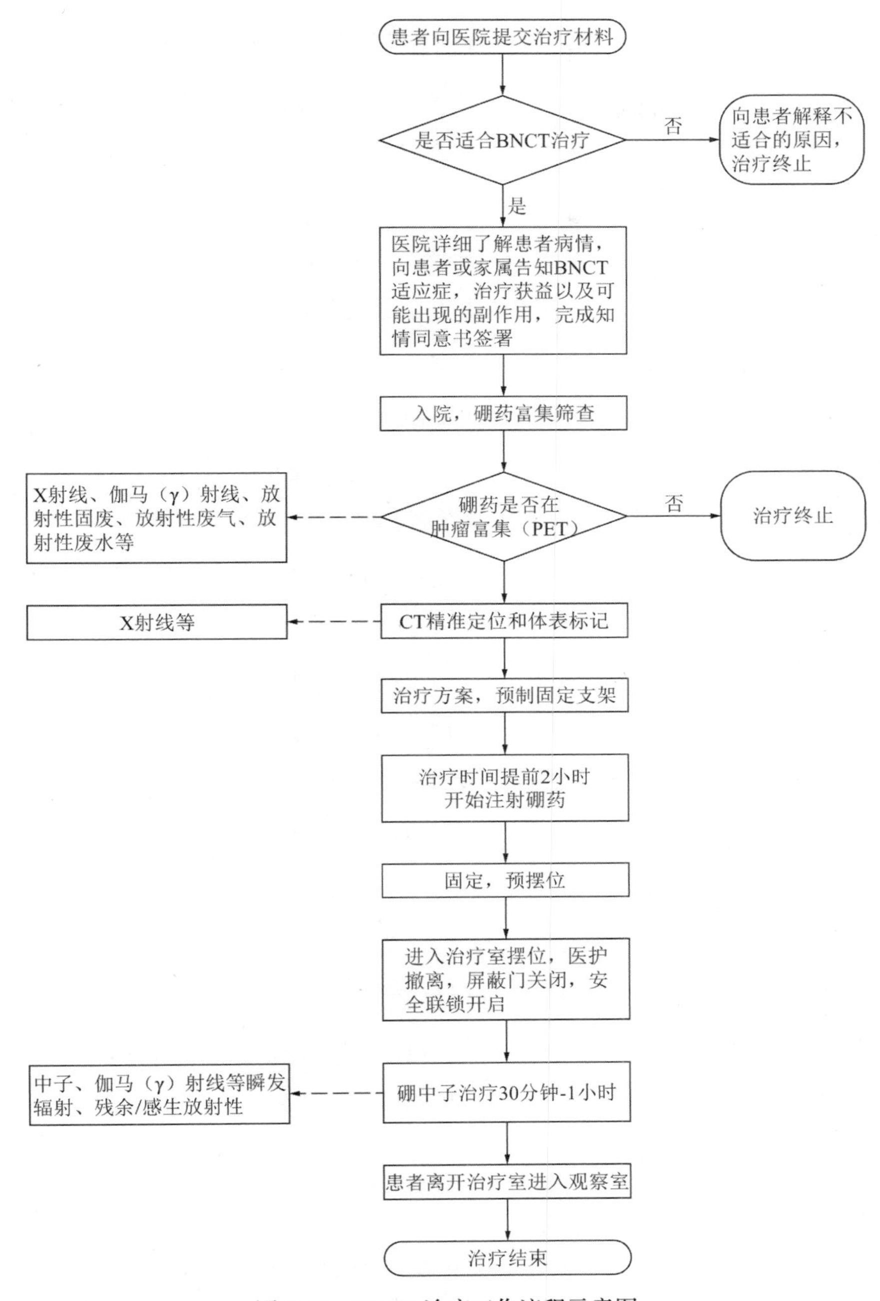

图 12-5　BNCT 治疗工作流程示意图

12.3　西塞山科学谷工程案例分析

12.3.1　项目概述

西塞山科学谷是湖州市“五谷丰登”计划的重点板块，由浙江省西塞山旅游投资开发有限公司开发建设，目的是打造高端生态智创群落和长三角创新创业新高地，以科研院所、重点实验室和应用型科学装置为载体，建设国家科技创新中心，打造集基础应用研究、科研成果转化、科技创新赋能于一体的大创谷平台。聚贤谷为西塞山科学谷南片区，包括小型科研所、中型科研所及会客厅等设施。

西安交大-湖州中子科学实验室是西塞科学谷首批引进入驻的重点项目之一。项目计划经过 5 年运营，开展多项中子科学相关的重点领域攻关，有效服务装置所在地周边各类产业化需求，带动包括生物辐照、材料科学、中子成像、BNCT 等领域的科研团队及高新技术企业的进驻，预计将吸引 100 名左右博士及以上人才来湖州开展科研活动。建成后将填补浙江省在中子源等核物理领域的科技资源空白，显著提升湖州市的科技创新竞争力，进一步推动当地经济社会发展，带动相关产业发展，助推湖州的城市发展水平和区域影响力。

本项目已在吴兴区发展改革和经济信息化局进行项目备案。根据项目备案（赋码）信息表，浙江硼荣中子科技有限责任公司拟在西塞山科学谷的聚贤谷 1 号楼开展加速器中子源综合科学示范装置研发项目，购置强流直线加速器、高能束流传输线、高功率锂靶、BNCT 治疗与诊断装置等设备，用于硼中子俘获治疗、中子成像、中子活化分析、辐照损伤研究等领域开展广泛实验和应用研究、测试。该项目于 2023 年 11 月 7 日正式获评成为浙江省工程研究中心，实现了湖州市卫健系统省级科研平台“零”的突破，也是国内硼中子领域唯一的一个省级工程研究中心。

本项目位于西塞山科学谷的聚贤谷 1 号楼，为独栋建筑，地上 3 层，地下 1 层，建筑面积约 6000m^2。本项目保留 1 号楼的主体建筑，进行辐射防护改造，主要包括更换防护门、对辅助用房进行功能分配及装修等方法，以满足各工作场所辐射屏蔽防护要求。

12.3.2 平面布置

1. 工作选址

选址要求满足《放射治疗辐射安全与防护要求》（HJ 1198—2021），“5.1.1 放射治疗场所的选址应充分考虑其对周边环境的辐射影响，不得设置在民居、写字楼和商住两用的建筑物内。”及“5.1.2 放射治疗场所宜单独选址、集中建设，或设置在多层建筑物的底层的一端，尽量避开儿科病房、产房等特殊人群及人员密集区域，或人员流动性大的商业活动区域。”

1 号楼 1 层主要为加速器室、靶站室、BNCT 诊疗室 1、BNCT 诊疗室 2、中子实验室、操作间、控制室、水冷间、2 间放射性废物间、设备室 1、设备室 2、BNCT 设备间等用房及其他功能用房。2 层主要为排风机房、会议室及其他功能用房，3 层为预留用房。地下 1 层主要设置了储存池、预留设备机房、消防水池、水泵房、变电室及其他功能用房。详见表 12-1。

表 12-1　1 号楼各层功能布局

序号	层数	建筑面积	功能布局
1 号实验室	1 层	约 2369m²	加速器室、靶站室、BNCT 诊疗室 1、BNCT 诊疗室 2、中子实验室、操作间、控制室、水冷间、2 间放射性废物间、设备室 1、设备室 2、BNCT 设备间等用房及其他功能用房
	2 层	约 1639m²	排风机房、会议室及其他功能用房
	3 层	约 1897m²	预留用房
	地下 1 层	约 1959m²	储存池、预留设备机房、消防水池、水泵房、变电室及其他功能用房

本项目使用 1 台质子加速器和 1 台 DD 中子发生器，均为Ⅱ类射线装置，主要技术参数信息详见表 12-2 和表 12-3。本项目质子加速器主要以水模为对象，开展 BNCT 治疗和诊断装置的研究和测试，不开展医疗服务。

表 12-2　本项目射线装置主要技术参数

装置名称	数量	加速粒子	最大能量	最大电流强度	中子最大通量	用途	工作场所
质子加速器	1	质子	2.8MeV	20mA	2.06×10^{13}n/s	加速器中子源示范装置研发和测试	聚贤谷 1 号楼质子加速器室

表 12-3　本项目射线装置及主要技术参数

装置名称	数量	加速粒子	最大管电压	最大靶电流	中子强度	用途	工作场所
DD 中子发生器	1	氘离子	225kV	45mA	2×10^{10}n/s	中子照相、无损检测	聚贤谷 1 号楼中子实验室

2. 平面布局

项目所位于 1 号楼的 1 层，辐射工作场所包括 1 间加速器室、1 间靶站室、1 间中子实验室、2 间 BNCT 诊疗室（试验用）和 2 间放射性废物间，各机房集中布置。BNCT 诊疗室和中子实验室均设置迷道。控制室位于质子加速器室东南侧，设备间和水冷间设置在加速器室两侧，与加速器室分开设置，2 层及 3 层加速器旁设置为排风机房、会议室等供人员临时使用的功能用房，机房顶棚为屋面，最大限度地保护人员安全。地下 1 层设置有衰变水池。因此平面布局满足工作开展的需求，布局合理可行。其工作场所平面布局设计及屏蔽要求应遵循《电离辐射防护与辐射源安全基本标准》GB 18871—2002、放射治疗辐射安全与防护要求》HJ 1198—2021、《粒子加速器辐射防护规定》GB 5172—85 等标准规定要求。

3. BNCT 放射治疗工作场所分区

1）分区依据和原则

BNCT 放射治疗工作场所分区依据和原则与回旋加速器核素制备工作场所分区依据和原则一致。

2）项目分区管理情况

根据《电离辐射防护与辐射源安全基本标准》GB 18871—2002，项目控制区和监督区划分如下：

控制区：将 1 层的加速器室、靶站室、2 间 BNCT 诊疗室、中子实验室、2 间放射性废物间划为控制区，将 2 层的加速器室、靶站室和中子实验室划为控制区，将地下 1 层储存池划为控制区。建设单位应在控制区周围醒目位置设置电离辐射警告标示及中文警示说明等。

监督区：将 1 层的操作室、控制室、水冷间、BNCT 设备间、设备室 1、排风井和通道划为监督区，将 2 层的会议室、排风井、排风机房、功能用房和通道划为监督区，将地下 1 层预留设备机房划为监督区。

4. BNCT 放射治疗场所人员物流路径

通过合理规划人员物流路径控制辐射源（放射性药物、放射性废物、用药后患者或受检者）的活动，用药后患者或受检者与注射放射性药物前患者或受检者不交叉，用药后患者或受检者与工作人员不交叉，人员与放射性药物通道不交叉。合理设置放射性物质运输通道，便于放射性药物、放射性废物的运送和处理；便于放射性污染的清理、清洗等工作的开展。

12.3.3 设备技术参数

1. 辐射安全装置和防护措施

1）辐射安全联锁系统

辐射安全联锁系统通过设置在控制站的联锁控制器（PLC）来处理和交换信号，通过分布在控制区内的现场设备来采集信号和执行动作。主要包括门机联锁、门禁联锁、钥匙机械联锁、紧急停机装置、搜索清场装置、警示装置、状态显示和控制机柜等设备。

2）辐射监测系统

工作场所实时辐射剂量监测系统可以准确监测辐射工作场所的剂量水平，切实保护放射性装置工作人员的安全，防止辐射事故的发生。系统由中控系统、数据采集网络、场所伽马（γ）辐射监测器、场所中子监测器等组成部分。

（1）场所监测类型：

①伽马（γ）辐射实时在线监测：本项目属Ⅱ类射线装置核技术利用场所，产生伽马（γ）光子辐射，建设单位将配置实时在线伽马（γ）辐射监测系统。

②中子实时在线监测：中子作为本项目辐射源项之一，建设单位将配置实时在线中子监测系统。

③表面污染检测：表面污染检测用于控制区内固态流出物以及人员离场检测。

（2）布设位置：

工作场所实时辐射剂量监测系统关注的是工作人员的受照射情况，需要根据工作人员的活动特点和辐射场情况决定监测点的分布。有三类位置是重点监测对象：

一是高辐射水平场所，例如加速器室、靶站室、BNCT 诊疗室 1、BNCT 诊疗室 2、中子实验室等区域，此处的监测点可以观察辐射装置的运行状况，使工作人员在进入高辐射水平场所之前先了解场所内的辐射场强度，避免误进入造成的过量照射；

二是临近高辐射水平场所人员活动的场所，例如控制室、毗邻控制区人员密集的通道等区域，工作人员需要在此处长期工作，需要实时监测辐射剂量率，确保工作环境安全。

三是在控制区外设置监测点，例如控制区外屏蔽门口，实时观察控制区外的辐射剂量率，确保工作人员和公众收到超剂量照射。

本项目主要针对 BNCT 诊疗室 1、BNCT 诊疗室 2、中子实验室、靶站室、加速器室及设备间等室内测试，对监测室内的放射性水平以及设备是否处于正常运行状态进行监测、外部环境布点主要用于对外界环境的干扰及影响的监测。

3）辐射离线监测仪器

本项目拟配备的离线监测设备包括便携式中子辐射巡测仪、便携式伽马（γ）/X 辐射巡测仪、表面污染检测仪、个人剂量计和个人剂量报警仪。本项目工作人员均配备个人剂量计，应使用能分别测量中子剂量和光子剂量的鉴别式个人剂量计，并建立个人剂量档案；配备 2 个便携式个人剂量报警仪，当辐射水平超过预设阈值时能发出警示声，工作人员进入 BNCT 诊疗室、质子加速器室或中子实验室应携带个人剂量报警仪；建设单位应配备 1 台 X-伽马（γ）辐射剂量率巡检仪、1 台中子辐射巡检仪。

4）其他防护措施

（1）诊疗室或中子实验室试验研究结束后会产生微量的感生放射性，因此，工作结束后应等待至少 10 分钟后，待机房内监测仪器剂量率降至安全阈值后方可进入 BNCT 诊疗室 1、BNCT 诊疗室 2 或中子实验室。

（2）辐射工作人员上岗前应参加全国核技术利用辐射防护与安全培训平台的辐射防护与安全培训并考核合格，并按时接受再培训。

（3）建立《辐射防护与管理规章制度》，并将《辐射环境管理规章制度》张贴于控制室内。

2. 防辐射设计

实验室屏蔽设计详见表 12-4。

表 12-4　各机房及中子实验室屏蔽设计参数

机房	屏蔽墙厚度	屋顶厚度	防护门厚度（尺寸）
加速器室	（1）与靶站室共用墙体为 600mm 含硼重晶石混凝土 （2）其余墙体为 1200mm 普通混凝土	1200mm 厚普通混凝土	30mm Pb + 50mm BPE + 10mm Pb 和 40mm Pb + 90mm BPE + 10mm Pb
靶站室	（1）与加速器室共用墙体为 600mm 含硼重晶石混凝土 （2）与 BNCT 诊疗室间共用墙体为 1200mm 含硼重晶石混凝土 （3）与中子实验室间共用墙体为 1200mm 普通混凝土	1200mm 厚含硼重晶石混凝土	50mm Pb + 100mm BPE + 10mm Pb
中子实验室	（1）与靶站室共用墙体为 1200mm 普通混凝土 （2）其余墙体为 1200mm 含硼重晶石混凝土 （3）迷道墙为 800mm 含硼重晶石混凝土	1200mm 厚含硼重晶石混凝土	30mm Pb + 50mm BPE + 10mm Pb
BNCT 诊疗室 1～2	四周屏蔽墙：1200mm 含硼重晶石混凝土 迷道墙：800mm 含硼重晶石混凝土	1200mm 厚含硼重晶石混凝土	60mm Pb + 140mm BPE + 10mm Pb；80mm Pb + 180mm BPE + 10mm Pb

防护门采用铅和含硼聚乙烯作为屏蔽体，外包络有 304 不锈钢，硼质量分数大于 5%，含氢量大于 6%，密度不小于 1.0g/cm^3。铅是低能伽马（γ）射线的有效屏蔽材料，含硼聚乙烯是低能中子的有效屏蔽材料。建设单位使用的 C30 普通混凝土的密度为 2.35g/cm^3，含硼重晶石混凝土密度为 3.35g/cm^3。混凝土配比为水泥 240kg，矿粉 86kg，粉煤灰 54kg，硫酸钡 2300kg，铁矿砂 550kg（铁矿砂含铁量 55%），水 160kg，硬硼钙石 30kg（B_2O_3 含量 50.81%）。

12.3.4　重难点及对策措施

1. 报批重难点及对策措施

1）重难点分析

本项目使用 1 台质子加速器和 1 台 DD 中子发生器，其中质子加速器最大粒子能量为 2.8MeV。对照《关于发布〈射线装置分类〉的公告》（原环境保护部 国家卫生和计划生育委员会公告 2017 年第 66 号)，质子加速器为Ⅱ类射线装置（属于粒子能量小于 100MeV 的非医用加速器)，DD 中子发生器为Ⅱ类射线装置（属于非医用射线装置的中子发生器)。

根据《中华人民共和国环境保护法》《中华人民共和国环境影响评价法》和《放射性同位素与射线装置安全和防护条例》等规定，本项目在实施前须进行环境影响评价。根据《建设项目环境影响评价分类管理名录》(2021 年版)，本项目属于“五十五、核与辐射”中“172、核技术利用建设项目—使用Ⅱ类射线装置”，环境影响评价类别应为环境影响报告表。

遵照《中华人民共和国职业病防治法》及有关法律、法规要求，本项目需要进行职业病危害放射防护预评价和防护设施设计，因此建设单位需要委托第三方编制放射诊疗建设项目职业病危害放射防护预评价报告表，项目竣工后，需要进行控制效果评价。建设单位应该在建设项目规划设计期间、建设前完成防护设施设计、辐射环境影响评价及职业病危害放射防护预评价。

2）对策措施

优选有资质的第三方检测评价公司，通过其专业的评价技术出具符合“辐射实践正当性、辐射防护最优化、个人剂量限值”三原则的报告表。项目竣工后，通过卫生、环保行政部门的审批后，帮助建设单位取得《放射诊疗许可证》及《辐射安全许可证》。

2. 辐射防护专项设计重难点及对策措施

1）重难点分析

中子是 BNCT 治疗系统的主要辐射源之一，由质子加速器发射的质子束打锂靶而产生。快中子经一系列慢化成为治疗所需要的超热中子。BNCT 装置进行治疗试验时，准直器与水模紧密贴紧，引出的超热中子束流大部分直接进入水模内，与水模中的元素发生核反应，中子能量就地沉积。未完全屏蔽的中子可能对 BNCT 诊疗室外公众产生一定外照射。因此如何在设计阶段有效分析未完全屏蔽的中子剂量率和分析不同区域的源项是辐射防护专项设计阶段的重难点。

2）对策措施

技术团队应该善于运用蒙特卡罗程序，达到模拟预测的结果；采用蒙特卡罗程序进行模拟质子打靶并进行辐射源项分析。本项目正常工况下放射性污染源分析如下：

由 RFQ 加速器引出的 2.8MeV 能量的质子轰击锂靶发生核反应产生瞬发中子和伽马（γ）射线共两种辐射源；产生的中子通过束流整形体慢化后产生超热中子用于 BNCT 治疗研究。中子与屏蔽材料发生（n，γ）反应产生次级伽马（γ）射线，也是辐射场源项的贡献之一。最终屏蔽内、外的瞬发辐射场组成中子、光子的混合场。

剩余辐射主要来自靶体、混凝土墙、加速器部件、空气和冷却水等部件或材料受质子和中子轰击产生的活化产物，在加速器停机以后，这些部件具有感生放射性，会持续释放出贝塔（β）、伽马（γ）射线，成为辐射源。

3. 辐射防护专项工程重难点及对策措施

1）重难点分析

（1）因BNCT设备用房的设计和施工参考不同设备厂家的不同型号的设备而存在大构件的预留预埋的差异性，例如穿墙防护的送排风管、消防管、暖通空调管、强弱电线管、设备电缆沟等需要在土建阶段由防辐射施工单位进行专业的预留预埋，以满足设备的配套使用需求，达到屏蔽安全的效果，确保检测验收合格。

（2）BNCT设备用房的屏蔽门平均重量约为13t，包含门框屏蔽构造、导轨设置、驱动装置、紧急装置、保护系统及其他五金配置等。重型辐射屏蔽门需兼具对中子及伽马（γ）射线的屏蔽功能，同时需尽可能避免屏蔽后门体材料的活化风险。因此，屏蔽门的制作技术要求高、运输路径长、现场安装难度大。

综上所述，穿墙屏蔽构件及重型辐射屏蔽门的安装是辐射防护专项工程重难点。

2）对策措施

（1）根据《电离辐射防护与辐射源安全基本标准》GB 18871—2002、《放射治疗机房的辐射屏蔽规范第1部分：一般原则》GBZ/T 201.2—2007、《电子加速器放射治疗放射防护要求》GBZ 126—2011、《放射治疗机房的辐射屏蔽规范第2部分：电子直线加速器放射治疗机房》GBZ/T 201.2—2011、《放射治疗机房的辐射屏蔽规范第3部分：γ射线源放射治疗机房》GBZ/T 201.3—2014、《电子直线加速器工业CT辐射安全技术规范》HJ 785—2016及《放射诊断放射防护要求》GBZ 130—2020等标准要求，在满足设备要求及放射机房使用的基础上，综合考虑高能射线、中子及中子俘获产生的伽马（γ）射线的防护，超厚板设备机房穿墙构件的布置是控制射线剂量泄漏的关键，结合最新规范标准及施工经验，现将加速器机房预埋构件施工流程梳理如下，仅供业主参考加速器机房预埋构件的加工制作（工厂内加工）：

（2）BNCT设备的辐射防护工程穿墙屏蔽构件的布置与回旋加速器设备屏蔽防护专项设计对策措施一致。

4. 土建建设重难点及对策措施

BNCT设备机房土建建设重难点及对策措施与回旋加速器设备机房土建建设重难点及对策措施一致。